Young Azuamah

Apresentação clínica, causas e tratamento dos tumores oculares

Young Azuamah

Apresentação clínica, causas e tratamento dos tumores oculares

ScienciaScripts

Cover image: www.ingimage.com

This book is a translation from the original published under ISBN 978-3-659-85819-2.

Publisher:
Sciencia Scripts
is a trademark of
Dodo Books Indian Ocean Ltd. and OmniScriptum S.R.L publishing group

120 High Road, East Finchley, London, N2 9ED, United Kingdom
Str. Armeneasca 28/1, office 1, Chisinau MD-2012, Republic of Moldova, Europe
Printed at: see last page
ISBN: 978-620-8-31559-7

Índice

PREFÁCIO

Os tumores oculares descrevem o crescimento anormal de células dos tecidos do olho que podem ser pigmentadas ou não pigmentadas. Os tumores oculares não pigmentados incluem o papiloma conjuntival, a neoplasia intra-epitelial conjuntival, o carcinoma invasivo de células escamosas, os tumores linfóides e o sarcoma de Kaposi. Os tumores pigmentados incluem melanomas malignos da conjuntiva, pálpebra, íris e coroide, melanose epitelial, melanose adquirida primária e granuloma piogénico. As lesões benignas, como o naevus conjuntival, não requerem qualquer excisão, enquanto os tumores oculares malignos podem ser tratados com quimioterapia tópica como adjuvante de procedimentos cirúrgicos como a excisão, a crioterapia, a radioterapia, a fotoablação com laser de árgon, a enucleação e a exenteração. Embora algumas causas permaneçam desconhecidas, os factores de risco comuns incluem a exposição prolongada à radiação ultravioleta, a exposição a produtos químicos tóxicos e à radiação, o vírus do papiloma humano, a SIDA e genes hereditários. Defende-se o financiamento e a investigação adequados para a compreensão correta das causas dos tumores oculares e o desenvolvimento de centros de diagnóstico médico para a biopsia excisional e o tratamento adequado dos tumores.

CAPÍTULO 1

INTRODUÇÃO

1.1 TUMORES

Um tumor é um termo que descreve qualquer inchaço, mas que é geralmente utilizado para se referir a uma massa anormal de tecido que se forma quando as células de uma área específica se reproduzem a um ritmo acelerado (The British Medical Association, 2002). O termo é também equiparado a neoplasias. Na medicina moderna, o termo tumor significa uma neoplasia que formou um nódulo. Algumas neoplasias não formam um nódulo (Willis, 2002). Antes do crescimento anormal, as células sofrem frequentemente um padrão anormal de crescimento, como a metaplasia e a displasia. No entanto, a metaplasia e a displasia nem sempre evoluem para neoplasia. As neoplasias podem ser benignas, pré-malignas ou malignas. Cancro é o termo comum para todos os tumores malignos (Hanahan e Weinberg, 2000).

Todos os tumores, benignos ou malignos, têm dois componentes básicos: células neoplásicas em proliferação que constituem o seu parênquima e um estroma de suporte constituído por tecido conjuntivo e vasos sanguíneos (Kumar, et al., 2008). Embora as células parenquimatosas determinem o comportamento e as consequências patológicas das neoplasias, o crescimento e a evolução das neoplasias dependem criticamente do seu estroma. É necessário um fornecimento adequado de sangue, e o tecido conjuntivo do estroma fornece a estrutura para o parênquima. Nalguns tumores, o suporte do estroma é escasso, pelo que a neoplasia é mole e carnuda. Alguns tumores, por exemplo, alguns cancros da mama feminina, são duros ou escamosos (Kumar, et al., 2008).

1.1.1 Tumores benignos

Em geral, os tumores benignos são designados pelo sufixo -oma da célula de origem. Os tumores de células mesenquimatosas seguem geralmente esta regra. Por exemplo, um tumor benigno proveniente de células fibroblásticas é designado por fibroma, um tumor cartilaginoso é um condroma e um tumor dos osteoblastos é um osteoma. Adenoma é o termo aplicado a uma neoplasia epitelial benigna que forma padrões glandulares, bem como a tumores derivados de glândulas, mas que não produzem necessariamente padrões glandulares. As neoplasias epiteliais benignas que produzem projecções microscópicas ou macroscópicas visíveis, semelhantes a dedos, a partir das superfícies epiteliais são designadas por papilomas. As que formam grandes massas císticas, como no ovário, são designadas por cistadenomas (Coussens e Werb, 2002). Alguns tumores produzem padrões papilares que se projetam para dentro dos espaços císticos e são chamados de cistadenomas papilares. Quando uma neoplasia, benigna ou maligna, produz uma projeção macroscopicamente visível acima da superfície da mucosa e se projecta, por exemplo, no lúmen gástrico ou do cólon, é designada por pólipo. O termo pólipo limita-se, de preferência, aos tumores benignos. Os pólipos malignos são mais bem designados por cancros polipóides (Kumar, et al., 2008).

1.1.2 Tumores malignos

A nomenclatura dos tumores malignos segue essencialmente o mesmo esquema utilizado para as neoplasias benignas, com alguns aditamentos. Os tumores malignos provenientes do tecido mesenquimal são geralmente designados por sarcomas. As neoplasias malignas de origem celular epitelial, derivadas das três camadas germinativas, são designadas por carcinomas. Assim, o cancro que surge na epiderme de origem ectodérmica é um carcinoma, tal como o cancro que surge nas células de origem mesodérmica dos túbulos renais e nas células de origem endodérmica dos revestimentos do trato gastrointestinal. Os carcinomas podem ser ainda mais qualificados. Um que apresente um padrão de crescimento glandular ao microscópio é designado por adenocarcinoma e um que produza células escamosas reconhecíveis que surjam em qualquer epitélio do corpo é designado por carcinoma de células escamosas. É prática comum especificar, sempre que possível, o órgão de origem (por exemplo, um adenocarcinoma de células renais). No entanto, não é raro que um cancro seja composto por células indiferenciadas de origem tecidular desconhecida, devendo ser designado apenas como um tumor maligno pouco diferenciado ou indiferenciado (Kumar, et al., 2008). Nas neoplasias benignas e nas neoplasias malignas diferenciadas, as células parenquimatosas têm uma grande semelhança entre si, como se todas fossem derivadas de uma única célula, como é o caso dos cancros. Raramente, a diferenciação divergente de uma única linha de células parenquimatosas num outro tecido cria os chamados tumores mistos. O melhor exemplo disso é o tumor misto de origem nas glândulas salivares. Estes tumores contêm componentes epiteliais dispersos num estroma mixoide que, por vezes, contém ilhas de cartilagem aparente ou mesmo osso. Todos estes elementos são provenientes de células epiteliais e mioepiteliais de origem das glândulas salivares, pelo que a designação preferida para estas neoplasias é adenoma pleomórfico. A grande maioria das neoplasias, mesmo os tumores mistos, é composta por células representativas de uma única camada germinativa. Os teratomas, pelo contrário, são constituídos por uma variedade de tipos de células parenquimatosas representativas de mais do que uma camada germinativa, normalmente três (Houghton e Polsky, 2002).

1.1.3 Patogénese do crescimento tumoral

A história natural da maioria dos tumores malignos pode ser dividida em quatro fases (Kumar, et al., 2008):

i) Alteração maligna da célula-alvo, designada por transformação

ii) Crescimento das células transformadas

iii) Invasão local

iv) Metástases à distância

Na grande maioria dos casos, um tumor benigno pode ser distinguido de um tumor maligno com bastante confiança com base na morfologia. Por vezes, contudo, uma neoplasia desafia a categorização. Em última análise, o diagnóstico morfológico não pode prever com certeza absoluta o comportamento biológico ou a evolução clínica de uma neoplasia. Ocasionalmente, esta previsão é confundida por uma discrepância mista entre a aparência morfológica de um tumor e o seu comportamento.

Diferenciação e Anaplasia

A diferenciação refere-se ao grau em que as células neoplásicas se assemelham a células normais comparáveis, tanto a nível morfológico como funcional. A falta de diferenciação é denominada anaplasia (Raghavan, 2005). Os tumores bem diferenciados são compostos por células que se assemelham às células normais maduras do tecido de origem da neoplasia. Os tumores pouco diferenciados ou indiferenciados têm células de aparência primitiva e não especializadas. Em geral, os tumores benignos são bem diferenciados. A célula neoplásica num tecido muscular liso benigno, um leiomioma, assemelha-se tanto à célula normal que pode ser impossível reconhecê-la como um tumor através do exame microscópico de células individuais. As neoplasias malignas, por outro lado, variam de bem diferenciadas a indiferenciadas. As neoplasias malignas compostas por células indiferenciadas são consideradas anaplásicas. A falta de diferenciação, ou anaplasia, é considerada uma caraterística da transformação maligna. Anaplasia significa literalmente "formar para trás", implicando uma reversão de um nível elevado de diferenciação para um nível inferior. A maioria dos cancros não representa uma "diferenciação inversa" de células normais maduras, mas, na realidade, surge de células estaminais que estão presentes em todos os tecidos especializados (Coussens e Werb, 2002). O cancro bem diferenciado evolui a partir da maturação ou especialização de células indiferenciadas à medida que estas proliferam, enquanto o tumor maligno indiferenciado deriva da proliferação sem maturação completa das células transformadas. A falta de diferenciação ou anaplasia é marcada por uma série de alterações morfológicas (Willis, 2002).

Pleomorfismo. Tanto as células como os núcleos apresentam carateristicamente pleomorfismo, uma variação de tamanho e forma. Podem ser encontradas células que são muitas vezes maiores do que as suas vizinhas, e outras células podem ser extremamente pequenas e de aparência primitiva.

Morfologia nuclear anormal. Caracteristicamente, os núcleos contêm uma abundância de ADN e são de coloração extremamente escura (hipercromáticos). Os núcleos são desproporcionalmente grandes para a célula, e o rácio núcleo/citoplasma pode aproximar-se de 1:1 em vez do normal 1:4 ou 1:6. A forma do núcleo é muito variável e a cromatina está muitas vezes grosseiramente aglomerada e distribuída ao longo da membrana nuclear (Kumar, et al., 2008).

Mitoses. Em comparação com os tumores benignos e algumas neoplasias malignas bem diferenciadas, os tumores indiferenciados possuem normalmente um grande número de mitoses, reflectindo a maior atividade proliferativa das células parenquimatosas. A presença de mitoses, no entanto, não indica necessariamente que um tumor é maligno ou que o tecido é neoplásico.

Muitos tecidos normais com rápida renovação, como a medula óssea, apresentam numerosas mitoses, e as proliferações não neoplásicas, como as hiperplasias, contêm muitas células em mitose. Mais importante como caraterística morfológica da neoplasia maligna são as figuras mitóticas atípicas e bizarras, por vezes produzindo fusos tripolares, quadripolares ou multipolares (Houghton e Polsky, 2002).

Perda de polaridade. Além das anormalidades citológicas, a orientação das células anaplásicas é marcadamente perturbada (ou seja, elas perdem a polaridade normal). Folhas ou grandes massas de células tumorais crescem de forma anárquica e desorganizada.

Outras alterações. Outra caraterística da anaplasia é a formação de células gigantes tumorais, algumas possuindo apenas um único e enorme núcleo polimórfico e outras com dois ou mais núcleos. Na célula gigante cancerosa, os núcleos são hipercromáticos e grandes em relação à célula. Embora os tumores em crescimento necessitem obviamente de um fornecimento de sangue, muitas vezes o estroma vascular é escasso e, em muitos tumores aplásticos, grandes áreas centrais sofrem necrose isquémica (Raghavan, 2005).

Taxas de crescimento

A taxa de crescimento de um tumor é determinada por três factores principais: o tempo de duplicação das células tumorais, a fração de células tumorais que se encontram no pool replicativo e a taxa a que as células são eliminadas e perdidas na lesão em crescimento. A proporção de células da população tumoral que se encontram no pool proliferativo é designada por fração de crescimento. À medida que os tumores continuam a crescer, as células abandonam a fração proliferativa em números cada vez maiores devido a derramamento, falta de nutrientes ou apoptose (Kumar, et al., 2008; Willis, 2002). Em última análise, o crescimento progressivo dos tumores e a taxa a que crescem são determinados por um excesso de produção de células em relação à perda de células. Em alguns tumores, especialmente naqueles com uma fração de crescimento relativamente elevada, o desequilíbrio é grande, resultando num crescimento mais rápido do que naqueles em que a produção de células excede a perda de células apenas por uma pequena margem. Algumas leucemias e linfomas e certos cancros do pulmão têm uma fração de crescimento relativamente elevada e a sua evolução clínica é rápida. Em comparação, muitos tumores comuns, como os cancros do cólon e da mama, têm fracções de crescimento baixas e a produção de células excede a perda de células em apenas 10%; tendem a crescer a um ritmo muito mais lento (Hanahan e Weinberg, 2000).

Os tumores de crescimento rápido podem ter uma elevada renovação celular, o que implica que as taxas de proliferação e de apoptose são elevadas. Obviamente, para que o tumor cresça, a taxa de proliferação deve exceder a de apoptose. Uma célula original transformada (aproximadamente 10pm de diâmetro) deve sofrer pelo menos 30 duplicações populacionais para produzir 10^9 células (pesando aproximadamente 1 grama), que é a menor massa clinicamente detetável. Se cada uma das células filhas permanecesse no ciclo celular e nenhuma célula fosse eliminada ou perdida, seriam necessários cerca de 90 dias para que uma célula transformada produzisse um tumor clinicamente detetável contendo 10^9 células. Na realidade, o período de latência antes do qual um tumor se torna clinicamente detetável é imprevisível, mas normalmente muito mais longo do que 90 dias; até muitos anos para a maioria dos tumores sólidos, sublinhando que os cancros humanos só são diagnosticados depois de estarem bastante avançados no seu ciclo de vida (Kumar, et al., 2008). O tempo total do ciclo celular da maioria dos tumores é igual ou superior ao das células normais correspondentes. Em geral, o crescimento dos tumores está correlacionado com o seu nível de diferenciação, pelo que a maioria dos tumores malignos cresce mais rapidamente do que os tumores benignos.

Invasão local

Quase todos os tumores benignos crescem como massas expansivas coesas que permanecem localizadas no seu local de origem e não têm a capacidade de se infiltrar, invadir ou metastizar para locais distantes, como acontece com os tumores malignos. Como crescem e se expandem lentamente, normalmente desenvolvem um rebordo de tecido conjuntivo comprimido, por vezes designado por cápsula fibrosa, que os separa do tecido hospedeiro. O crescimento dos cancros é acompanhado por uma infiltração progressiva, invasão e destruição do tecido circundante. Em geral, os tumores malignos são mal demarcados do tecido normal circundante, não existindo um plano de clivagem bem definido. A maioria dos tumores malignos é obviamente invasiva, podendo penetrar na parede do cólon ou do útero, por exemplo, ou penetrar na superfície da pele. Esta invasividade torna difícil a sua ressecção cirúrgica. A seguir ao desenvolvimento de metástases, a invasividade é a caraterística mais fiável que diferencia os tumores malignos dos benignos (Coussens e Werb, 2002).

Metástases

As metástases são implantes tumorais descontínuos em relação ao tumor primário. As metástases marcam inequivocamente um tumor como maligno, uma vez que as neoplasias benignas não metastizam. A invasividade dos cancros permite-lhes penetrar nos vasos sanguíneos, nos vasos linfáticos e nas cavidades corporais, proporcionando a oportunidade de disseminação. Com poucas excepções, todos os cancros podem metastizar. As principais excepções são a maioria das neoplasias malignas das células gliais do sistema nervoso central, denominadas gliomas, e os carcinomas basocelulares da pele. Ambos são formas de neoplasia localmente invasivas, mas raramente metastizam. Em geral, quanto mais agressivo, mais rápido é o crescimento; e quanto maior for a neoplasia primária, maior é a probabilidade de metastizar ou já ter metastizado (Kumar, et al., 2008).

Characteristics	Benign	Malignant
Differentiation/ anaplasia	Well differentiated; structure may be typical of tissue of origin	Some lack of differentiation with aplasia; structure is often atypical
Rate of growth	Usually progressive and slow; may come to a standstill and regress; mitotic figures are rare and normal	Erratic and may be slow to rapid; mitotic figures may be numerous and abnormal
Local invasion	Usually cohesive and expansile well-demarcated masses that do not invade or infiltrate surrounding normal tisssues	Locally invasive, infiltrating the surrounding normal tissues; sometimes may be seemingly cohesive and expansile
Metastasis	Absent	Frequently present; the larger and more undifferentiated the primary, the more likely are metastases

Tabela 1.1: Comparações entre tumores benignos e malignos

CAPÍTULO 2

TUMORES OCULARES

2.1 TUMORES OCULARES

Lesões benignas das pálpebras

Hordéolo: Um hordéolo externo (chiqueiro) é um pequeno abcesso causado por uma infeção estafilocócica aguda de um folículo das pestanas e da sua glândula de zeis ou moll associada. As glândulas de zeis são glândulas sebáceas modificadas associadas ao folículo das pestanas. As glândulas de moll são glândulas sudoríparas modificadas cujos ductos se abrem no folículo das pestanas. O exame revela uma tumefação inflamada e sensível da margem da pálpebra que aponta anteriormente através da pele. Resolve-se espontaneamente ou sai anteriormente. A resolução é melhorada com uma compressa quente. A utilização de antibióticos também é útil (Khurana, 2005).

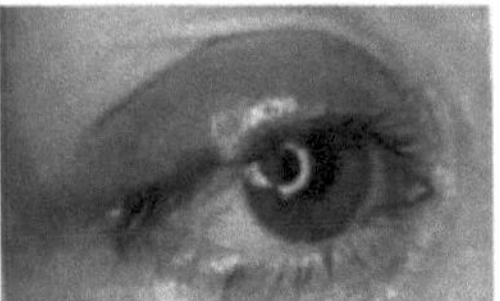

Figura 2.1: Hordeolum externo

O hordéolo interno é um pequeno abcesso causado por uma infeção estafilocócica aguda das glândulas meibomianas. O exame revela um inchaço inflamado e sensível no interior da placa tarsal, que é normalmente mais doloroso do que um chiqueiro.

A lesão é expelida anteriormente através da pele ou posteriormente através da conjuntiva.

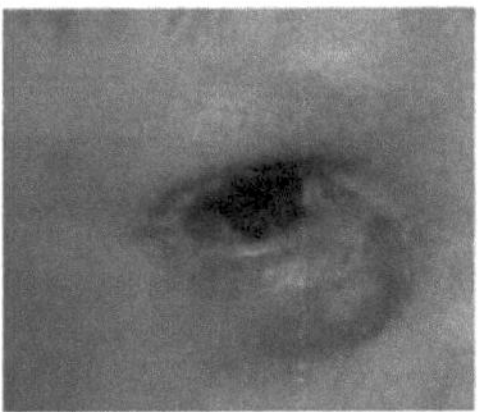

Figura 2.2: Hordeolum externo

Calázio (quisto meibomiano): Uma lesão inflamatória crónica causada pelo bloqueio dos orifícios das glândulas meibomianas e pela estagnação das secreções sebáceas. As glândulas meibomianas são glândulas sebáceas localizadas nas placas tarsais que segregam a camada lipídica externa da película lacrimal pré-corneal. O exame revela uma lesão indolor, arredondada e firme na placa tarsal. O tratamento consiste numa incisão cirúrgica e na utilização de antibióticos sistémicos (Kanski, 1998).

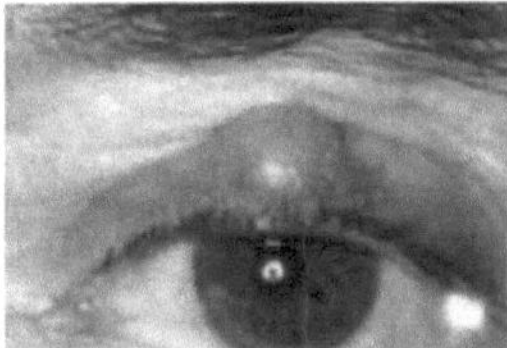

Figura 2.3: Chalazion

Molusco contangioso: Uma infeção causada por um dos vírus da varíola. O exame revela um nódulo pálido e ceroso. O tratamento inclui a excisão da barba, a cauterização e a crioterapia (Khurana, 2005).

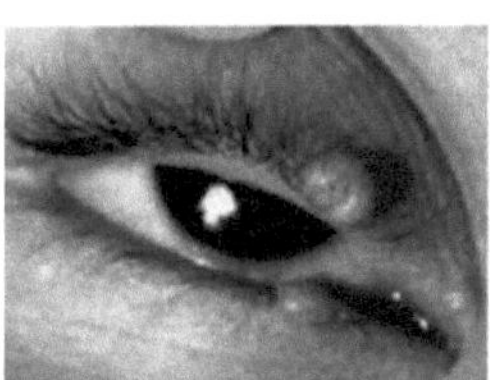

Figura 2.4: Molusco contagioso

Névus em morango: Apresenta-se nos primeiros 6 meses de nascimento. O exame mostra uma lesão vermelha elevada. O tumor geralmente cresce até aos 12 meses de idade e depois começa a involuir espontaneamente. A resolução completa ocorre em 75% dos doentes até aos 3 anos de idade (Kanski, 1998).

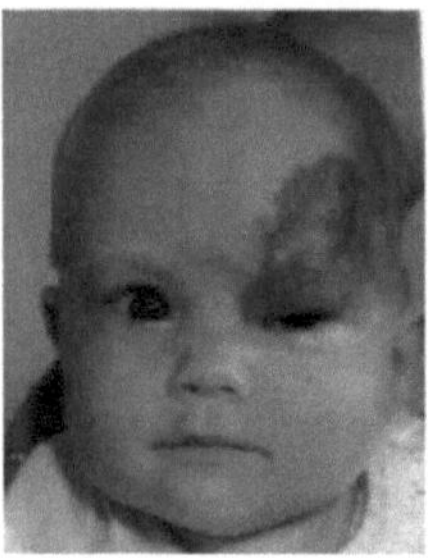

Figura 2.5: Naevus em morango

Cisto de Moll: Lesão pequena, redonda, translúcida e cheia de líquido na margem anterior da pálpebra.

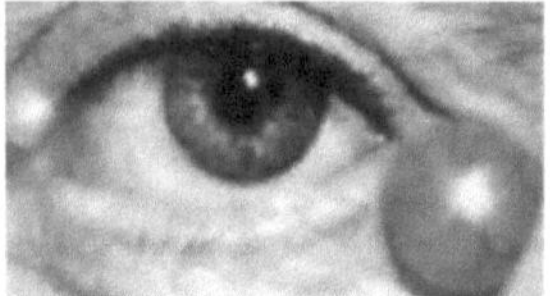

Figura 2.6: Cisto de Moll

Quisto de Zeis: Contém secreções oleosas e é menos translúcido.

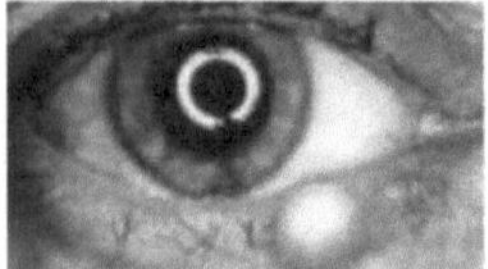

Figura 2.7: Quisto de Zeis

Tumores malignos da pálpebra

Sarcoma de Kaposi: Um tumor vascular que está frequentemente associado à SIDA. O exame mostra uma lesão cor-de-rosa, vermelho-violeta a castanha. O tratamento é feito com radioterapia de baixa dose (Spalton, et al., 2006).

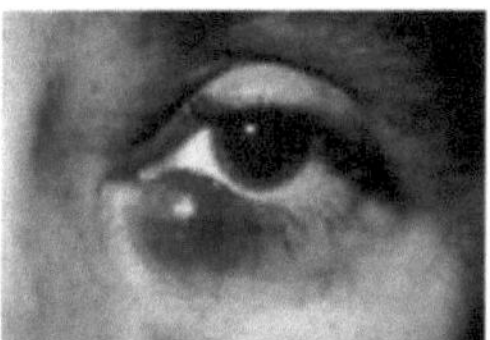

Figura 2.8: Sarcoma de Kaposi

Melanoma da pálpebra: O melanoma maligno da pálpebra é raro, mas potencialmente letal.

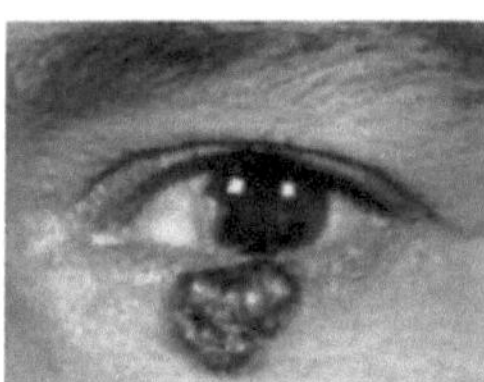

Figura 2.9: Melanoma da pálpebra do olho

2.3 TUMORES DA CONJUNTIVA

Papiloma conjuntival

Os papilomas da conjuntiva podem ser pedunculados ou sésseis. Os papilomas pedunculados afectam mais frequentemente crianças e adultos jovens e pensa-se que são causados por uma infeção pelo papilomavírus (Kanski, 1998; Kanski e Bowling, 2011). Podem ser bilaterais e múltiplos e estar associados a verrugas vulgares da pálpebra ou de outras partes da pele. Estão normalmente localizadas na conjuntiva palpebral, no fórnix ou na carúncula.

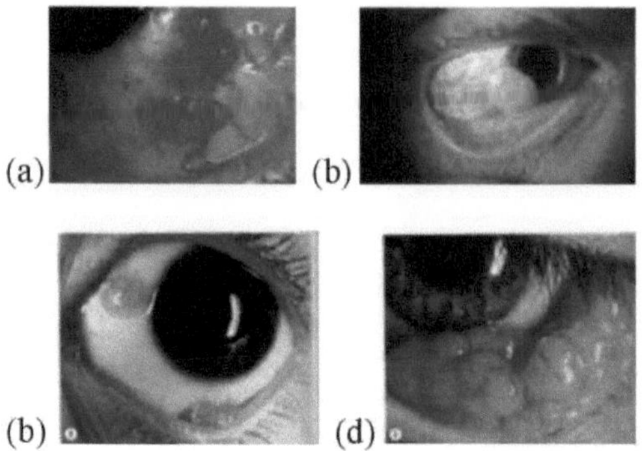

Figura 2.10: Papiloma conjuntival - (a) Séssil (b) Pedunculado

(c) Juxtalimbal e forniceal (d) Confluente

O tratamento de lesões pequenas pode ser desnecessário devido à elevada taxa de resolução espontânea num período de 2 a 3 anos. Os papilomas sésseis afectam normalmente adultos mais velhos e não são infecciosos. São invariavelmente únicos e unilaterais, e localizam-se na conjuntiva bulbar ou no limbo.

Neoplasia intra-epitelial conjuntival

A neoplasia intra-epitelial conjuntival é um termo atualmente utilizado para designar a doença de Bowen, o carcinoma in situ, a displasia conjuntival e o epitelioma intra-epitelial (Khurana, 2005). O tumor começa normalmente perto do limbo e espalha-se para envolver os fórnices e a córnea. O exame mostra uma massa carnuda ligeiramente elevada com vasos sanguíneos em tufos, embora ocasionalmente possa aparecer como um tumor avascular gelatinoso. Como o tumor é superficial à membrana basal, a conjuntiva move-se livremente sobre o tecido epitelial subjacente.

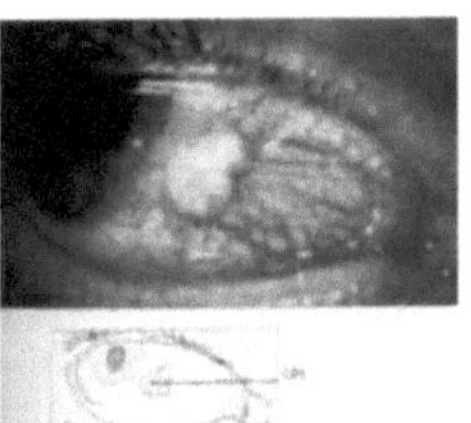

Figura 2.11: Neoplasia Intra-epitelial Conjuntival

Carcinoma invasivo de células escamosas

O carcinoma invasivo é caracterizado por uma invasão profunda do estroma com fixação aos tecidos subjacentes. Se não for tratado, o tumor pode penetrar até atingir o interior do olho, onde pode crescer rapidamente. O exame mostra uma lesão branca, rugosa e elevada no limbo, na fissura interpalpebral. Ocasionalmente, observa-se um padrão de crescimento papilar ou séssil. Devido à sua raridade, o tumor pode ser incorretamente diagnosticado como conjuntivite crónica ou pterígio atípico (Kanski, 1998).

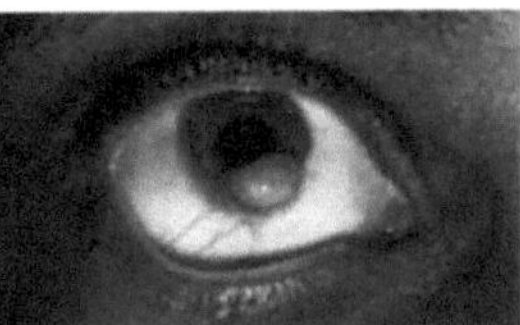

Figura 2.12: Carcinoma invasivo de células escamosas

Sarcoma de Kaposi

O sarcoma de Kaposi é um tumor vascular que acaba por afetar 25% dos doentes com SIDA. O exame revela uma massa vermelha brilhante, mais frequentemente no fórnix inferior. Uma lesão muito precoce pode ser confundida com uma hemorragia subconjuntival crónica, um granuloma de corpo estranho ou um hemangioma cavernoso.

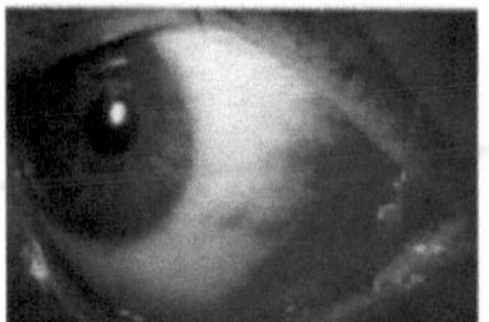

Figura 2.13: Sarcoma de Kaposi

Choristoma

Os coristomas são crescimentos congénitos de tecido normal em locais anormais. São o tipo mais comum de tumor epibulbar em crianças. Os dois tipos principais são os dermóides e os lipodermóides. Os dermóides são constituídos por tecido conjuntivo colagénio coberto por epitélio epidermoide. Aparecem como massas brancas sólidas mais frequentemente localizadas no limbo. São massas subconjuntivais lisas, moles, amareladas, localizadas mais frequentemente no limbo inferotemporal e com pêlos salientes. Ocasionalmente, as lesões são muito grandes e podem praticamente circundar o limbo (dermoide complexo).

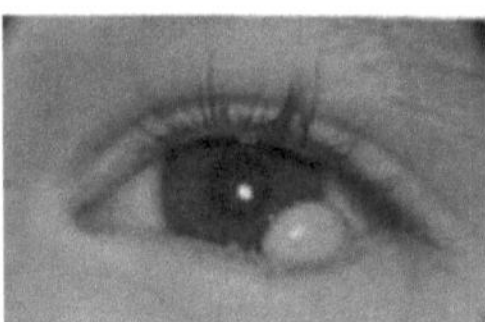

Figura 2.14: Dermoide limbal simples

Os lipodermóides (Dermolipoma) são constituídos por tecido adiposo com tecido conjuntivo semelhante à derme circundante. Aparecem como massas subconjuntivais moles, amarelas e móveis, localizadas mais frequentemente no limbo ou no canto externo. A superfície é geralmente queratinizada e pode ter pêlos, reflectindo a sua origem na pele ectópica. Ocasionalmente, a lesão pode estender-se para a órbita ou anteriormente em direção ao limbo. O tratamento deve ser evitado porque a cirurgia pode ser complicada por cicatrizes, ptose, olho seco e problemas de motilidade ocular. No entanto, se a lesão for particularmente inestética, a redução do volume anterior pode melhorar a estética sem comprometer a motilidade ocular.

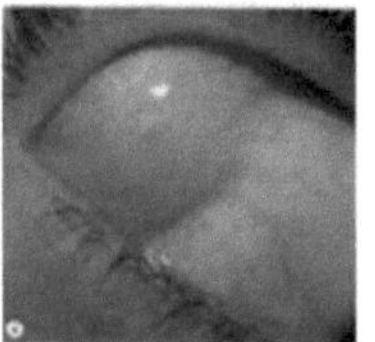

Figura 2.15: Dermolipoma

Tumores linfóides

A conjuntiva pode estar envolvida numa grande variedade de lesões linfóides benignas e malignas. A doença de Hodgkin, no entanto, só raramente envolve a conjuntiva e, quando o faz, está invariavelmente associada a uma lesão generalizada.

doença sistémica. O exame mostra um infiltrado subconjuntival de cor salmão que deve ser diferenciado por biopsia de um linfoma maligno (Jereb, et al., 2004).

Tumores linfoproliferativos

A maioria das lesões linfoproliferativas conjuntivais são hiperplasia linfoide reactiva, uma proliferação de células B e T com formação de folículos germinativos. O linfoma conjuntival pode surgir em três situações clínicas (a) de novo (b) extensão a partir de linfoma orbital e (c) ocasionalmente associado a envolvimento sistémico (Catania, 1998). Por vezes, a hiperplasia linfoide reactiva sofre transformação em linfoma. A maioria dos linfomas conjuntivais são linfomas de células B e surgem do tecido linfoide associado à mucosa (MALT). Apresenta-se no final da vida adulta com irritação ou inchaço indolor que pode ser bilateral. Os sinais são um infiltrado de crescimento lento, móvel, rosa-salmão ou cor de carne na superfície epibulbar ou nos fórnices; raramente uma lesão difusa pode imitar uma conjuntivite crónica (Spalton, et al., 2006).

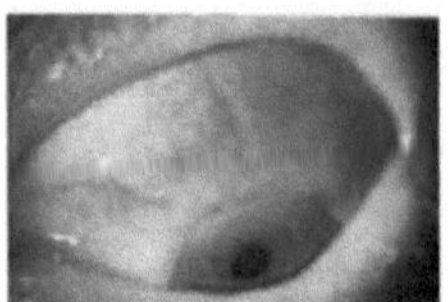

Figura 2.16: Linfoma conjuntival

Névoa conjuntival

O naevus conjuntival é o tumor conjuntival melanocítico mais comum. O risco global de transformação maligna é de 1% (Kanski e Bowling, 2011). Apresenta-se geralmente durante a puberdade ou no início da vida adulta. A sua classificação é semelhante à da pele, com apenas pequenas modificações. A maioria é composta ou subepitelial. O exame mostra uma lesão solitária, nitidamente demarcada, plana ou ligeiramente elevada. O local mais comum é a área justalímbica, seguida por outros locais epibulbares, a plica, a carúncula e a margem da pálpebra. Os naevos podem ser focais ou difusos, mas nunca são multifocais. Os espaços quísticos são frequentemente observados no interior da substância de um naevus e a quantidade de pigmento é variável. Os naevos pigmentados contêm quase sempre uma certa tonalidade de castanho, que vai do bronzeado escuro ao chocolate profundo. Cerca de 30% dos naevos são quase não-pigmentados, embora um exame cuidadoso possa revelar um fino pontilhado de pigmento (Agarwal, et al. 2002). Na puberdade, a quantidade de pigmentação e o tamanho da lesão podem aumentar. Como os naevi na conjuntiva palpebral e forniceal são extremamente raros, qualquer lesão pigmentada nestes locais deve ser suspeita de ser um precursor de melanoma ou um melanoma franco e deve ser biopsiada. Uma vez que os naevos justaliminares não se estendem até à córnea periférica, uma lesão pigmentada que atravesse a córnea deve ser considerada clinicamente como um melanoma maligno. Ocasionalmente, um naevus não pigmentado pode tornar-se inflamado e vascularizado, e pode ser confundido com um tumor angiomatoso.

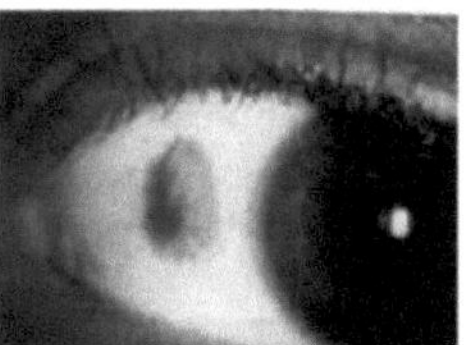

Figura 2.17: Naevus conjuntival

Melanose epitelial conjuntival

A melanose epitelial conjuntival (racial) é frequentemente observada em negros e noutros indivíduos com tez escura. Desenvolve-se durante os primeiros anos de vida e torna-se estática no início da idade adulta (Kanski, 1998). A pigmentação é bilateral, embora a sua distribuição e intensidade possam ser assimétricas. O exame mostra áreas de pigmentação acastanhada, plana e irregular, espalhadas por toda a conjuntiva. É mais proeminente na fissura interpalpebral e normalmente diminui de intensidade em direção aos fórnices. A pigmentação pode ser particularmente marcada no limbo e à volta dos ramos perfurantes dos nervos ciliares anteriores à medida que entram na esclerótica (Agarwal, et al., 2002). A pigmentação justalimbal pode estender-se à periferia da córnea. Com a lâmpada de fenda, o pigmento é visto como estando dentro do epitélio, e a conjuntiva move-se sobre a esclera.

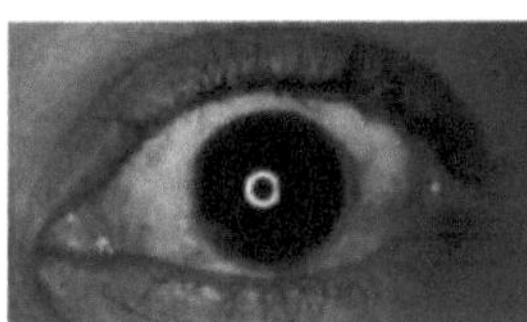

Figura 2.18: Melanose epitelial conjuntival

Melanose oculodérmica

A melanose oculodérmica consiste na hiperpigmentação da pele facial e das membranas mucosas na distribuição do nervo oftálmico, maxilar e, ocasionalmente, da divisão mandibular do nervo trigerminal. Existem três padrões possíveis (Khurana, 2005).

A melanose dérmica, em que apenas a pele está envolvida, ocorre em cerca de um terço dos casos.

A melanose ocular, na qual apenas a episclera está envolvida, é rara. Quando observada à lâmpada de fenda, a melanose subepitelial consiste numa pigmentação cinzento-ardósia multifocal que se encontra por baixo do epitélio. Devido à sua localização profunda, a lesão não se move ao longo do globo.

A melanose oculodérmica é a síndrome completa em que tanto a pele como o olho são afectados. Ocorre em cerca de dois terços dos doentes. O termo "melanocitose ocular congénita" inclui doentes com envolvimento ocular apenas ou com envolvimento ocular e dérmico.

A melanocitose afecta frequentemente a úvea ipsilateral; raramente, pode também envolver os tecidos orbitais e, em alguns casos, pode estender-se para além da órbita até às meninges e ao cérebro. Outros achados oculares incluem glaucoma associado a hiperpigmentação do trabeculado, melanocitose da córnea e do cristalino, uveíte, catarata e hiperpigmentação da cabeça do nervo ótico.

Melanose adquirida primária

A melanose adquirida primária (MPA) desenvolve-se tipicamente em doentes brancos de meia-idade ou idosos. É extremamente rara em negros e, em contraste com a melanose racial, é quase sempre unilateral. Apresenta-se normalmente durante a sexta ou sétima década de vida (Spalton, et al., 2006). O exame mostra áreas unifocais ou multifocais, planas e indistintas de pigmentação conjuntival castanha (variando do castanho dourado ao castanho chocolate). Uma vez que qualquer parte da conjuntiva pode estar envolvida, é necessário examinar tanto o fórnice inferior como o superior, everting as pálpebras. As lesões podem deslocar-se livremente sobre o globo.

Em contraste com os naevos conjuntivais, os espaços quísticos estão ausentes. O PAM pode diminuir ou permanecer estável durante longos períodos de tempo, clarear ou escurecer focalmente ou aumentar centrifugamente (fase de crescimento radial). A transformação maligna em melanoma deve ser suspeitada pelo aparecimento súbito de um ou mais nódulos em lesões que de outra forma seriam planas.

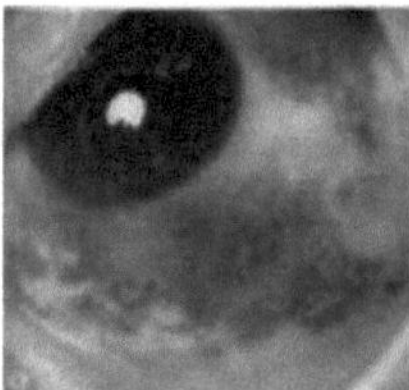

Figura 2.19: Melanose adquirida primária

Melanoma maligno da conjuntiva

O melanoma conjuntival representa aproximadamente 2% de todos os tumores malignos oculares. Por conseguinte, é muito menos comum do que o melanoma do

coroide. As três formas clínicas e patológicas são (Kanski e Bowling, 2011):

Melanoma com PAM, que ocorre quando o tumor evoluiu indiretamente com um curso variavelmente prolongado de PAM. A evidência mais dramática de malignidade num doente seguido por PAM é o aparecimento súbito de um ou mais nódulos em lesões que de outra forma seriam planas. A pele adjacente também é ocasionalmente afetada.

Melanoma primário, um melanoma sem PAM.

O melanoma derivado de um naevus benigno pré-existente é muito raro.

O melanoma primário apresenta-se no início dos anos cinquenta. O tumor é extremamente raro em negros e durante as duas primeiras décadas de vida. O exame revela um nódulo solitário, pigmentado ou não pigmentado. O melanoma que surge de um naevus pré-existente aparece como um nódulo vascularizado preto ou cinzento que pode estar fixo à episclera. Os tumores não pigmentados têm uma aparência caraterística, lisa, vascularizada ou de carne de peixe. Uma localização comum é a área limbal, embora o tumor possa desenvolver-se em qualquer parte da conjuntiva.

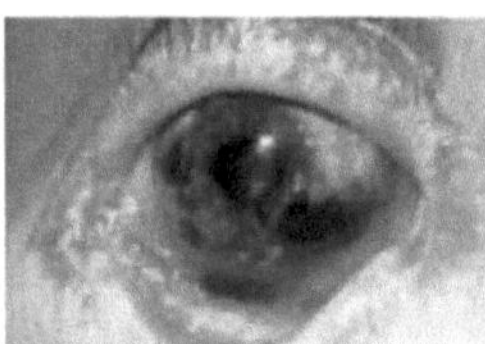
Figura 2.20: Melanoma maligno da conjuntiva

Granuloma piogénico

Um granuloma piogénico é uma proliferação fibrovascular em resposta a um insulto tecidular que envolve a conjuntiva, como a cirurgia, o traumatismo e, menos frequentemente, a inflamação. As lesões espontâneas são raras. A histologia mostra tecido de granulação, inflamação crónica e proliferação de pequenos vasos sanguíneos, semelhante a um granuloma piogénico cutâneo (Agarwal, et al., 2002). A apresentação ocorre algumas semanas após a cirurgia de calázio, estrabismo ou enucleação. O exame mostra uma massa conjuntival rosa, carnuda e vascularizada de crescimento rápido perto da ferida conjuntival que sangra facilmente. O tratamento com esteróides tópicos é geralmente bem sucedido; os casos resistentes requerem excisão.

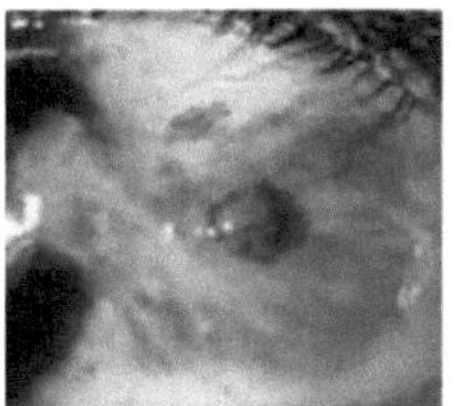

Figura 2.21: Granuloma piogénico

Neoplasia escamosa da superfície ocular (OSSN)

A OSSN descreve um espetro de lesões epiteliais unilaterais benignas, pré-malignas e malignas de progressão lenta da conjuntiva e da córnea. Os factores de risco incluem a exposição à luz ultravioleta, a infeção pelo vírus do papiloma humano (tipo 16), a SIDA, o xeroderma pigmentoso e a terapia com células estaminais (Khurana, 2005). Apresenta-se geralmente numa fase tardia da vida adulta com irritação ocular ou uma massa. Os sinais são variáveis e a diferenciação clínica entre os três tipos histológicos não é fiável. A maioria tende a ocorrer dentro da fissura interpalpebral, principalmente no limbo, embora possa envolver qualquer parte da conjuntiva ou da córnea (Catania, 1998).

O exame revela uma massa gelatinosa com vasos superficiais; uma placa leucoplaquetária branca que cobre a lesão; lesão papilomatosa com vasos sanguíneos superficiais em forma de saca-rolhas; o carcinoma de células escamosas é uma massa papilomatosa carnuda, rosada, com vasos de alimentação ou, ocasionalmente, pode apresentar um crescimento difuso e disfarçar-se de conjuntivite crónica. Pode ocorrer envolvimento da córnea, mas a extensão intraocular é pouco frequente.

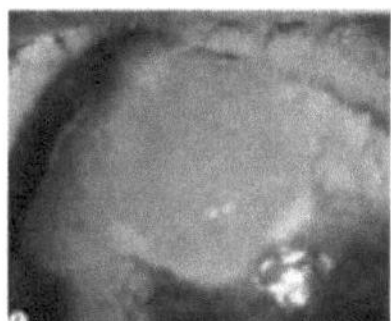

Figura 2.22: Neoplasia escamosa

Tumores conjuntivais diversos

O hemangioma episcleral ou a telangiectasia podem estar associados à síndrome de Sturge-Weber.

A hiperplasia pseudo-epiteliomatosa reactiva é um nódulo branco, hiperqueratótico, juxtalimbal, de crescimento rápido, que se desenvolve secundariamente a uma irritação.

A disqueratose intra-epitelial hereditária benigna é uma lesão translúcida hiperplásica bilateral rara, com vasos dilatados.

O melanocitoma é uma lesão rara, congénita, negra, de crescimento lento, que não se pode deslocar livremente sobre o globo.

O mixoma é um tumor benigno dos tecidos moles que pode ser confundido com um naevus amelanótico.

O leiomioma é um tumor não canceroso que surge do músculo liso dos vasos sanguíneos ou do tecido embrionário presente no canto medial.

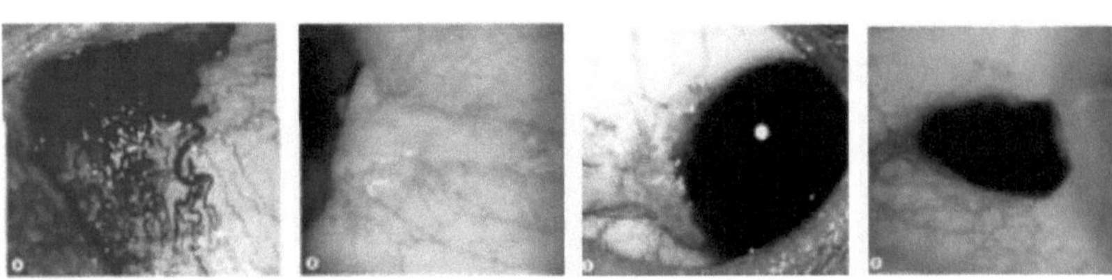

Figura 2.23: (a) hemangioma (b) hiperplasia pseudoepiteliomatosa (c) disqueratose intra-epitelial (d) melanocitoma

2.4 TUMORES DA ÚVEA

Naevus da íris: Os naevus da íris são tumores benignos comuns compostos por pequenas células fusiformes e dendríticas. Um naevus consiste numa lesão pigmentada, plana ou ligeiramente elevada nas camadas superficiais da íris. Quando se situam perto da pupila, podem causar distorção, ectrópio da úvea ou opacidades localizadas do cristalino (Agarwal, 2002).

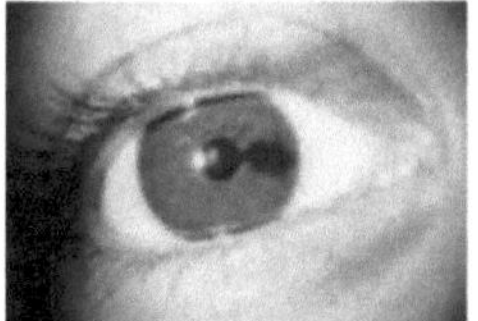
Figura 2.24: Naevus da íris

Melanoma da íris: crescimento lento e composto por células fusiformes. Apresenta-se geralmente durante a quinta e sexta décadas de vida. O exame mostra um nódulo solitário pigmentado ou não pigmentado, mais frequentemente localizado na metade inferior da íris.

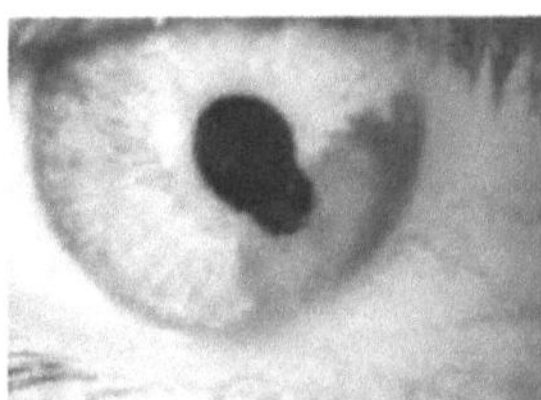
Figura 2.25: Melanoma da íris

Quistos da íris: Surgem do epitélio pigmentar da íris ou, raramente, do estroma. Os do epitélio pigmentar são estruturas globulares, castanhas escuras, transiluminadas. Os do estroma são maiores, solitários, com parede anterior clara.

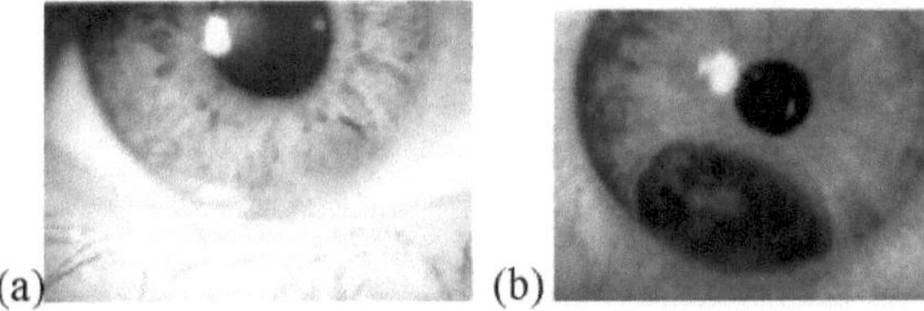

Figura 2.26: Quisto da íris - (a) Quisto da íris primário (b) Quisto da íris secundário de grandes dimensões

Leimioma da íris: Tumores raros que surgem do músculo liso da íris

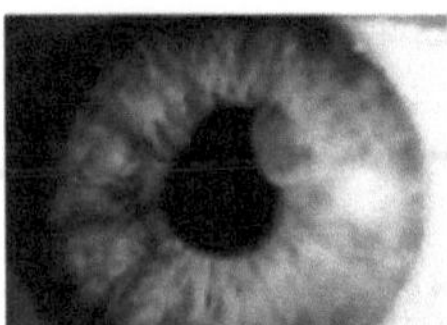

Figura 2.27: Leiomioma da íris

Melanoma do corpo ciliar: Os melanomas do corpo ciliar são mais comuns do que os melanomas da íris. Normalmente não podem ser visualizados a não ser que a pupila esteja muito dilatada.

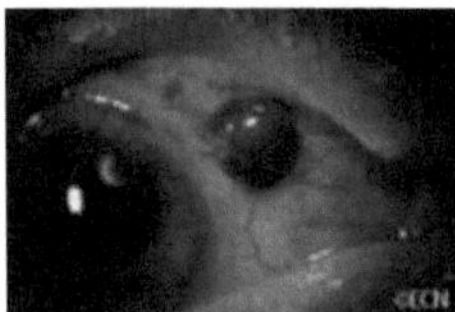

Figura 2.28: Extensão extraocular de melanoma do corpo ciliar

Melanoma da coroideia: Apresenta-se sobretudo durante a sexta década de vida. O exame revela uma massa pigmentada, de forma oval. A cor é frequentemente castanha, embora possa ser mosqueada com pigmento castanho-escuro ou preto, ou praticamente amelanótica (Spalton, 2006). Em alguns doentes, não causa qualquer sintoma e é detectada durante um exame de fundo de olho de rotina. A diminuição da acuidade visual ou o campo visual defeituoso dependem do tamanho, da localização e da presença ou ausência de descolamento exsudativo secundário da retina.

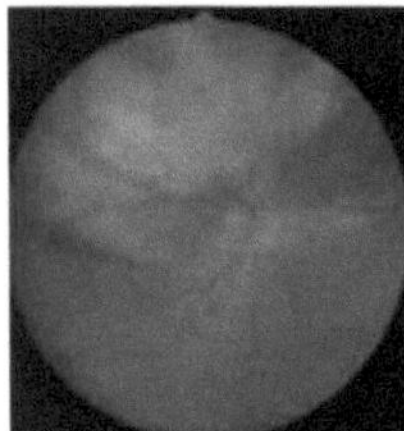

Figura 2.29: Melanoma da coroide

Névus coroidal: Uma lesão assintomática, plana ou minimamente elevada, oval ou circular, cinzento-ardósia, com menos de 5 mm de diâmetro (Khurana, 2005). Um naevus típico deve ser observado a cada 18-24 meses e um naevus suspeito, a cada 6 meses.

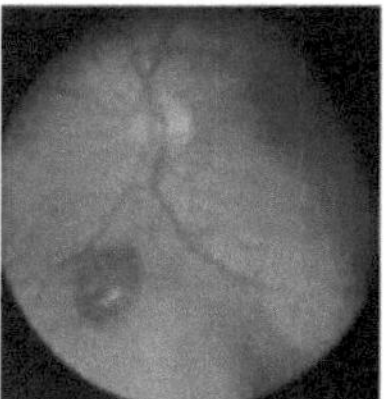

Figura 2.30: Névoa coroide

Hemangioma da coroideia: O espessamento difuso da coroideia causado por este tumor confere ao fundo do olho uma cor vermelha profunda que pode facilmente passar despercebida, a não ser que seja efectuada uma comparação com o olho adjacente (Kanski, 1998).

2.5 TUMORES RETINAIS

Retinoblastoma: O retinoblastoma é o tumor intraocular primário maligno mais comum na infância e o segundo mais comum em todos os grupos etários. A idade média do diagnóstico é de 18 meses e a grande maioria manifesta-se antes dos 3 anos. As crianças com tumores bilaterais apresentam-se mais cedo do que aquelas com envolvimento unilateral. O reflexo pupilar branco é o modo de apresentação mais comum.

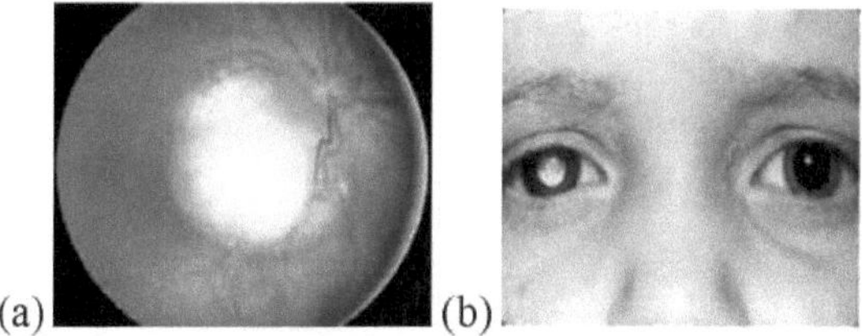

Figura 2.31: Retinoblastoma - (a) fundo de olho (b) pupila branca

Existe um terceiro tipo de retinoblastoma, muito raro, chamado retinoblastoma trilateral. No retinoblastoma trilateral, para além dos dois olhos, também se desenvolve um tumor na glândula pineal. Também é chamado de pinealoblastoma (Aitken, et al., 2013).

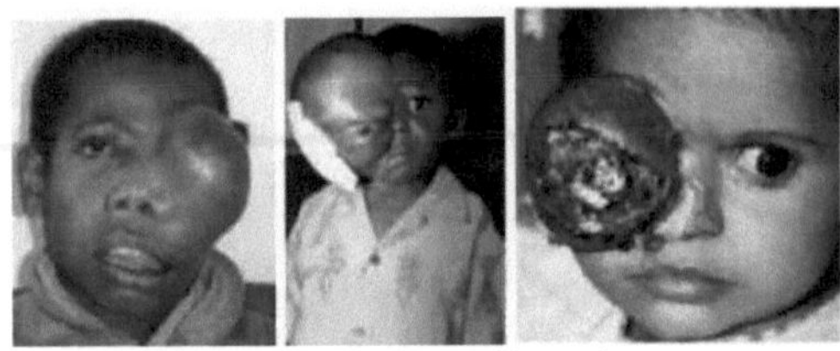

Figura 2.32: Retinoblastoma trilateral

Hemangioma capilar da retina: Os hemangiomas capilares da retina estão associados a lesões sistémicas em cerca de 25% dos casos (Kanski, 1998). O exame mostra inicialmente uma lesão minúscula, não maior do que um microaneurisma, localizada no leito capilar entre uma arteríola e uma vénula. Com o passar do tempo, o tumor transforma-se num pequeno nódulo vermelho e depois num tumor redondo vermelho-alaranjado de maiores dimensões.

2.5 TUMORES DA ÓRBITA

Rabdomiossarcoma: O tumor maligno primário da órbita mais comum em crianças. Apresenta-se geralmente na primeira década de vida com uma proptose rapidamente progressiva que pode ser inicialmente confundida com um processo inflamatório. O exame revela uma massa na parte superior da órbita, embora o tumor possa envolver qualquer parte da órbita (Khurana, 2005). O diagnóstico é confirmado por biopsia. O tratamento é efectuado com radioterapia local de alta dose seguida de quimioterapia. A exenteração é reservada para os raros tumores recorrentes ou resistentes à radioterapia. Nos casos que não respondem ao tratamento, a morte ocorre geralmente num prazo de 18 meses.

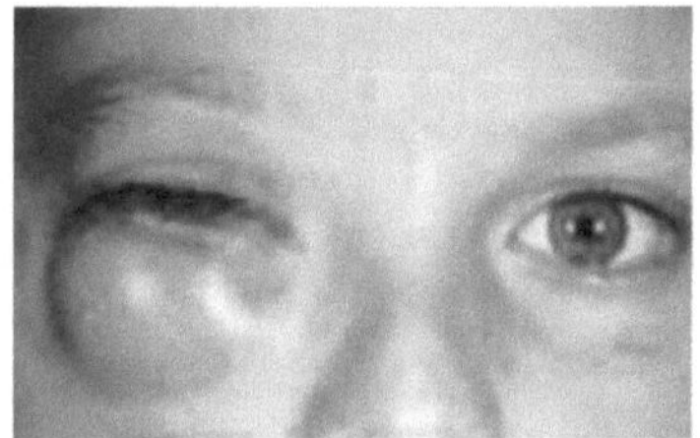

Figura 2.33: Rabdomiossarcoma

Cisto dermoide: Os dermóides são revestidos por epitélio escamoso estratificado queratinizado, têm uma parede fibrosa e contêm apêndices dérmicos, tais como glândulas sudoríparas, glândulas sebáceas e folículos pilosos. Apresenta-se tipicamente na infância com uma lesão assintomática, firme, redonda e localizada no aspeto temporal superior da órbita. Não existem defeitos ósseos associados e o globo não está deslocado nem proptótico. Em doentes com um quisto dermoide espinal roto, as gotículas de gordura podem disseminar-se no líquido cefalorraquidiano ou num canal central dilatado da medula espinal (Agarwal, 2002). O tratamento baseia-se em indicações estéticas.

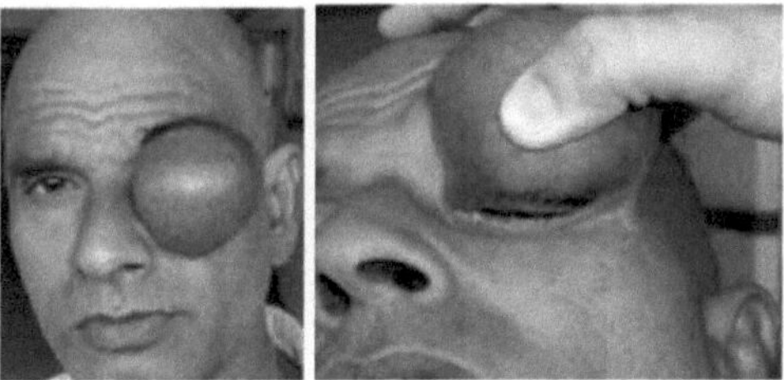

Figura 2.34: Cisto Drmóide

Neuroblastoma: Tumor maligno que surge a partir de neuroblastos primitivos da cadeia simpática, mais frequentemente no abdómen, seguido do tórax e da pélvis. Eventuais metástases para a órbita ocorrem em cerca de 40% dos casos (Sofi, et al., 2012).

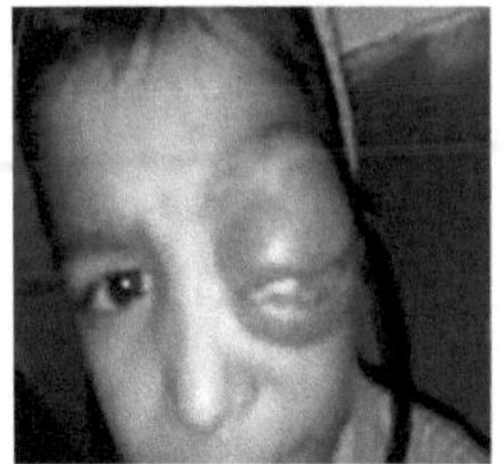

Figura 2.35: Neuroblastoma

Neurofibromatose: Também chamada de doença de Reckinghausen,

A neurofibromatose é caracterizada por numerosos neurofibromas (inchaços macios e fibrosos, variando significativamente em tamanho), que crescem a partir de nervos, e por *manchas café com leite* (manchas pálidas, cor de café) na pele (Aitken, et al., 2013). Os olhos são afectados e pode ocorrer cegueira.

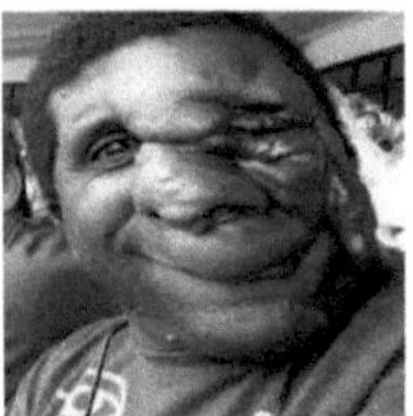

Figura 2.36: Neurofibromatose

CAPÍTULO 3

CAUSAS DE TUMORES OCULARES

Embora a causa da maioria dos tumores oculares permaneça desconhecida, algumas causas e factores de risco relatados incluem:

- **Radiação ultravioleta:** A luz ultravioleta (UV) encontra-se na luz solar e é emitida por arcos eléctricos e luzes especializadas, como lâmpadas de mercúrio e luzes negras. A radiação ultravioleta pode ser classificada em UVA, UVB e UVC com comprimentos de onda de 400-315nm, 315-280nm e 280-100nm, respetivamente. As altas intensidades de luz UVB são perigosas para os olhos e a exposição pode causar cataratas, pterígio, pinguécula e formações tumorais na conjuntiva. A luz UV é absorvida por moléculas conhecidas como cromóforos, que estão presentes nas células oculares e nos tumores. Os cromóforos absorvem a energia luminosa dos vários comprimentos de onda a taxas diferentes. Se for absorvida demasiada luz UV, as estruturas oculares podem ser danificadas (Finger, 2005).
- Olhos azuis, cinzentos ou verdes
- Manchas castanhas invulgares nos olhos
- Muitas pintas de forma invulgar ou grandes (síndroma de pintas atípicas)

- Um sistema imunitário enfraquecido - pessoas que têm VIH/SIDA ou que tomam medicamentos que suprimem o sistema imunitário (Lital, et al., 2012)
- Genes hereditários
- Terapia com células estaminais
- Infeção pelo vírus do papiloma humano (tipo 16)

- Lesão química (Ogun, et al., 2009)

Outros factores de risco

Raça ou etnia - Os caucasianos ou brancos correm um risco mais elevado de contrair melanomas do que os afro-americanos ou asiático-americanos. Os brancos também apresentam um risco mais elevado de melanomas cutâneos. Os melanomas oculares seguem um padrão semelhante em termos de associação de risco (Mandal, 2012).

Idade - O melanoma intraocular primário ocorre normalmente após os 50 anos de idade.

É raro em crianças e em pessoas com mais de 70 anos de idade.

Sexo - O melanoma ocular afecta homens e mulheres com a mesma frequência.

Cor dos olhos ou da íris - As pessoas com olhos de cor clara têm um risco acrescido de melanoma intraocular. Entre estas, as pessoas com olhos azuis, cinzentos ou verdes ou quaisquer outras pessoas com olhos claros correm um risco mais elevado do que as pessoas com olhos castanhos.

O

A razão real é desconhecida, mas especula-se que a avaliação do risco é semelhante ao facto de os brancos serem mais propensos a melanomas da pele e dos olhos.

Riscos profissionais - Trabalhadores como agricultores, pescadores, soldadores ou trabalhadores do sector químico e da lavandaria têm um maior risco de contrair melanomas oculares.

CAPÍTULO 4

PROCEDIMENTOS DE TRATAMENTO/GESTÃO

4.1 EXCISÃO E CRIOTERAPIA

A excisão é o corte de um tecido doente do tecido saudável (The British Medical Association, 2002). A excisão está indicada em tumores malignos da conjuntiva, como o melanoma conjuntival e o carcinoma escamoso. No entanto, verificou-se que a excisão por si só é um tratamento inadequado tanto para o melanoma como para o carcinoma conjuntival (Yousef e Finger, 2012; Finger, 2005). A excisão primária isolada tem sido associada a elevadas taxas de recorrência. Este achado deve-se ao facto de os bordos do tumor se estenderem tipicamente para além das margens visíveis. Sabe-se que os melanomas conjuntivais incluem margens que não têm pigmento. É por este motivo que a crioterapia é incluída para alargar as margens em mais 3 mm. Trata-se da utilização de temperaturas abaixo de zero para destruir as células tumorais. A criocirurgia destrói as células de várias formas:

- Em primeiro lugar, a rápida criação de gelo intracelular (no interior das células cancerosas) é letal.
- Em segundo lugar, à medida que o gelo se forma no exterior da célula, a água no seu interior é extraída. Isto encolhe a célula e colapsa as membranas celulares, resultando numa libertação de proteínas e substâncias químicas que matam as células cancerígenas.

Terceiro , quando o gelo (que envolve as células encolhidas) começa a descongelar, grandes quantidades de água livre (produzida pelo gelo descongelado) voltam para o interior das células cancerígenas, fazendo-as rebentar.

A criocirurgia moderna é realizada de forma a produzir uma resposta previsível do tecido no cancro alvo. Os factores que influenciam a eficácia da destruição criogénica incluem a taxa de arrefecimento, a temperatura do tecido, o ciclo de congelação-descongelação e o número de repetições. Devem ser utilizadas técnicas especiais para evitar ou limitar o congelamento intraocular que possa afetar a visão.

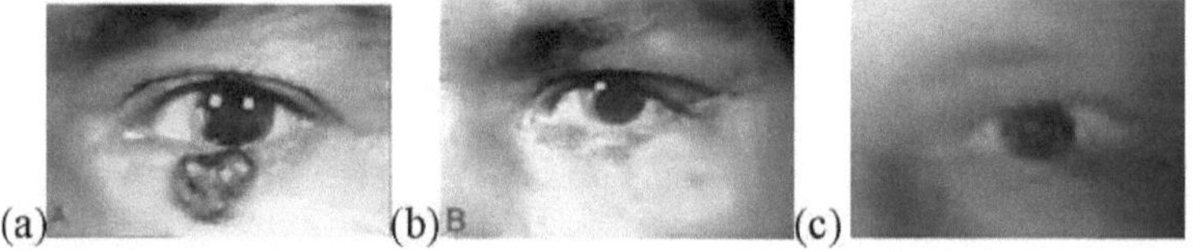

Figura 4.1: Excisão de melanoma da pálpebra - (a) Grande melanoma da pálpebra (b) A lesão é excisada (c) Pálpebra reconstruída

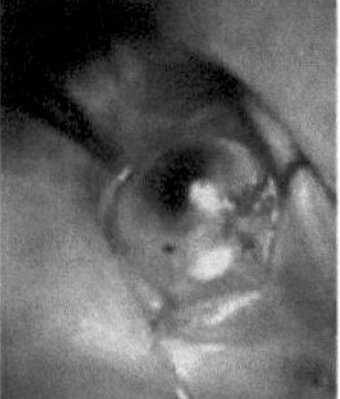
Figura 4.2: Crioterapia na "ponta dos dedos

4.2 QUIMIOTERAPIA TÓPICA

A quimioterapia é o tratamento de doenças através da utilização de medicamentos que têm um efeito tóxico específico sobre as células cancerígenas. Finger (1993) publicou o primeiro caso em que foram utilizados colírios de quimioterapia com mitomicina para tratar o melanoma maligno da conjuntiva e da córnea. Mais recentemente, os colírios de interferão alfa estão também a ser utilizados para o tratamento do melanoma conjuntival. Alguns tumores são múltiplos (multifocais), enquanto outros podem ser amelanóticos (invisíveis ao exame clínico). Se forem grandes ou multifocais, a cirurgia padrão e a crioterapia podem ser inadequadas para destruir completamente o tumor. Quando são amelanóticos ou difíceis de ver, também podem não ser detectados. Por este motivo, pode ser utilizado um colírio tópico para tratar todas as superfícies conjuntivais afectadas.

4.3 RADIOTERAPIA

Embora o tratamento primário dos tumores oculares seja frequentemente cirúrgico, também têm sido utilizadas várias formas de radiação oftálmica para tratar estes tumores malignos. A radioterapia utiliza radiações de alta energia provenientes de raios X e de outras fontes para matar as células cancerosas e reduzir os tumores. O objetivo da radioterapia é erradicar a carga tumoral de uma forma que mantenha a função visual e preserve os tecidos oculares sensíveis circundantes. A radiação oftálmica pode ser utilizada como terapêutica curativa, como tratamento adjuvante após excisão cirúrgica ou como terapêutica paliativa para casos avançados de tumores. Os dois principais tipos de radioterapia são a radioterapia de feixe externo e a braquiterapia de placas. A radioterapia de feixe externo emprega radiação proveniente de uma máquina exterior ao corpo, enquanto a braquiterapia de placas emprega radiação que é administrada através da colocação de uma placa de radiação sobre ou muito perto do tumor (Jereb, et al., 2004).

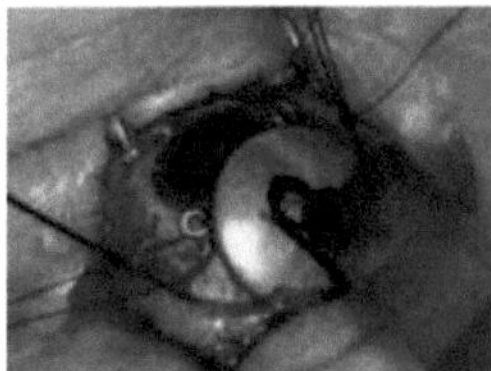
Figura 4.3: Braquiterapia de placas

Terapia de protões

Um ciclotrão é um tipo particular de máquina de radioterapia utilizada especificamente para tratar tumores oculares. Dirige um feixe de radiação de protões precisamente para a área afetada, causando o mínimo possível de exposição à radiação do tecido ocular saudável circundante. Antes do tratamento, é efectuada uma pequena operação para colocar pequenas etiquetas metálicas em várias partes do olho. As etiquetas funcionam como marcadores para o feixe de radiação (Raghavan, 2005).

4.4 ENUCLEAÇÃO

A enucleação é a remoção cirúrgica do olho, deixando intactos os músculos oculares e o conteúdo da cavidade ocular. As pálpebras, as pestanas, a sobrancelha e a pele circundante permanecem. Este procedimento é realizado quando não existe outra forma de remover completamente o cancro do olho. Infelizmente, a perda de visão do olho removido é permanente porque um olho não pode ser transplantado. O olho é removido e um implante esférico feito de coral ou hidroxiapatita é colocado na órbita. Isto permite que os vasos sanguíneos cresçam no material poroso do coral. Ocasionalmente, são utilizados implantes de polietileno poroso. Os músculos que ajudam a dar movimento ao olho são depois suturados ao implante, o que permitirá algum movimento da prótese. Após a enucleação, há uma redução do campo visual no lado do corpo quando se olha em frente e há perda da perceção de profundidade. Muitas das capacidades de perceção de profundidade podem ser reaprendidas e, com o tempo, quase todos os doentes são capazes de fazer todas as coisas que faziam antes de perderem o olho (Shields, et al., 2011).

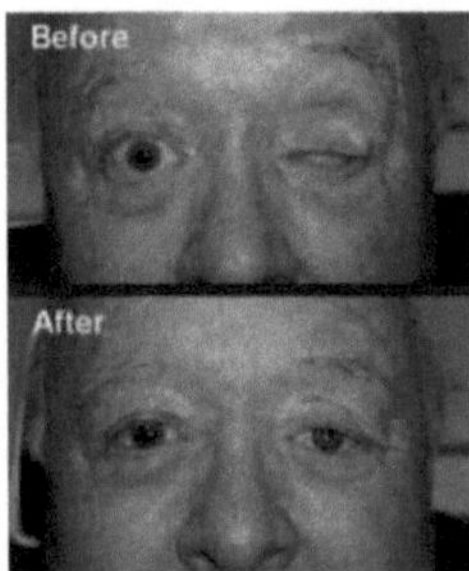

Figura 4.4: Enucleação, antes e depois da colocação da prótese ocular

4.5 EXENTERAÇÃO

A exenteração é a remoção cirúrgica do olho e dos tecidos moles que o rodeiam. Tanto o olho como o conteúdo total da órbita ocular são removidos, incluindo as pálpebras. É efectuada em tumores volumosos que surgiram da conjuntiva palpebral e se espalharam para as pálpebras e órbita anterior (Kanski, 1998). A maioria dos doentes prefere usar um penso após a exenteração, em vez de uma prótese, especialmente nas reconstruções maiores. Foram feitas tentativas para preservar uma maior quantidade de tecidos orbitais, incluindo a conjuntiva palpebral e bulbar, para conseguir uma reconstrução do alvéolo, o que permite a retenção de uma prótese ocular padrão, utilizando enxertos de mucosa adicionalmente, se necessário (Tylers, 2006; Goldberg, et al., 2003). Isto é viável apenas numa pequena minoria de doentes exenterados

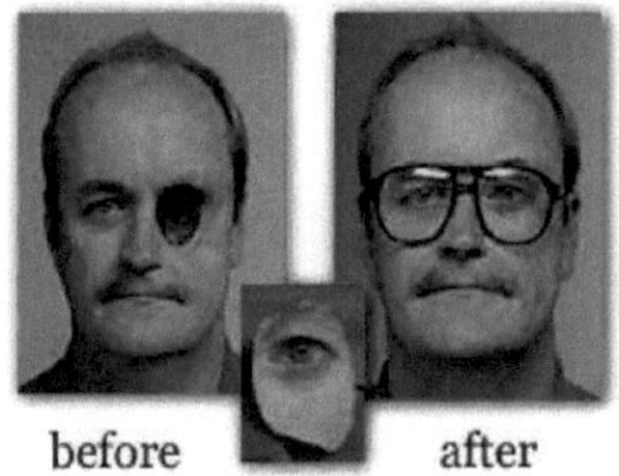

Figura 4.5: Exenteração

4.6 TERAPIA FOTODINÂMICA

A terapia fotodinâmica (PDT) destrói as células cancerígenas com uma luz laser de frequência fixa em combinação com um agente fotossensibilizador que é injetado na corrente sanguínea. O agente fotossensibilizador, por si só, é inofensivo e não tem qualquer efeito nos tecidos saudáveis ou anormais. No entanto, quando o laser é dirigido para o tecido que contém o fármaco, este é ativado e o tecido é rapidamente destruído. A luz laser utilizada na PDT é dirigida através de uma fibra ótica colocada perto do tumor para fornecer a quantidade adequada de luz e atingir seletivamente apenas o tecido anormal. Uma vantagem da PDT é o facto de causar danos mínimos no tecido saudável. No entanto, a PDT torna a pele e os olhos sensíveis à luz durante cerca de 6 semanas após o tratamento. Os doentes são aconselhados a evitar a luz solar direta durante, pelo menos, 6 semanas após o tratamento com PDT (Murray, 2012). Barbazetto, et al. (2004) observaram a regressão do tumor após um mês de tratamento de doentes com carcinoma espinocelular conjuntival com terapia fotodinâmica. Os doentes receberam um a três tratamentos de veteporfina (6 mg/m^2 área de superfície corporal por via intravenosa). A dose de luz foi calculada como 50 J/cm^2 . Todos os tumores foram irradiados 1 minuto após a injeção.

4.7 FOTOABLAÇÃO POR LASER DE ÁRGON

Um laser é um dispositivo que transfere luz de várias frequências para um feixe extremamente intenso, pequeno e quase não divergente de radiação monocromática na região visível, com todas as ondas em fase; capaz de mobilizar calor e potência intensos quando focado a curta distância. Laser de árgon é um laser que tem como meio ativo o árgon ionizado, cujo feixe se situa no espetro de luz visível azul e verde, utilizado para fotocoagulação ou fotoablação. Shin, et al. (2013) relataram uma remoção completa de naevi conjuntivais em mais de 230 pacientes sem complicações significativas, como infecções, danos na córnea ou injeção permanente. A fotoablação com laser de árgon é um tratamento seguro e eficaz para a pigmentação conjuntival superficial benigna.

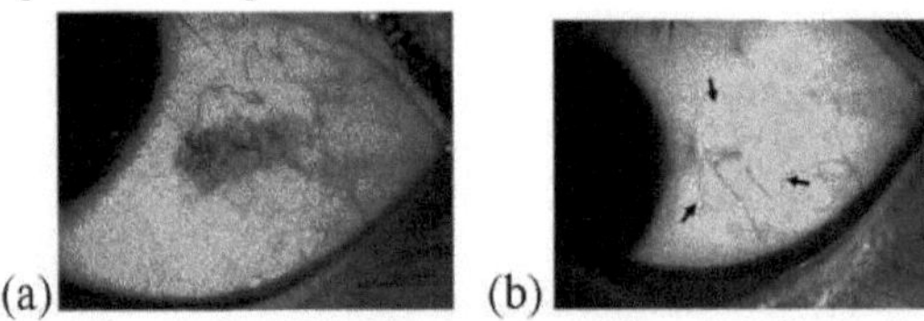

Figura 4.6: (a) Naevus conjuntival antes da fotoablação

(b) Após a fotoablação

CAPÍTULO 5

APRESENTAÇÕES DE CASOS

5.1 CASO 1: PAPILOMA CONJUNTIVAL

Um homem de 58 anos de idade, saudável, apresentava uma pápula assintomática, de crescimento lento, junto ao canto medial direito, com 6 anos de duração (Figura 5.1a). Após a retração da pálpebra inferior, foram descobertos vários tumores pedunculados exofíticos de grandes dimensões no fórnix inferior direito e nas regiões palpebrais (Figura 5.1b). O doente tinha antecedentes de uma lesão semelhante na mesma localização, removida 15 anos antes. As lesões foram removidas grosseiramente através da técnica de biópsia shave com cauterização de cada base. Todo o tecido foi submetido a cortes em parafina. O exame microscópico da amostra demonstrou um padrão típico do tipo fronde com núcleos fibrovasculares proeminentes cobertos por uma proliferação irregular de epitélio escamoso estratificado não queratinizado contendo células caliciformes. Esta histologia é caraterística de um papiloma conjuntival. Quatro meses após a remoção das lesões já recorrentes do doente, foi observada uma pequena recorrência de uma pápula de 2 mm e o doente foi encaminhado para oftalmologia (Litak, et al., 2012).

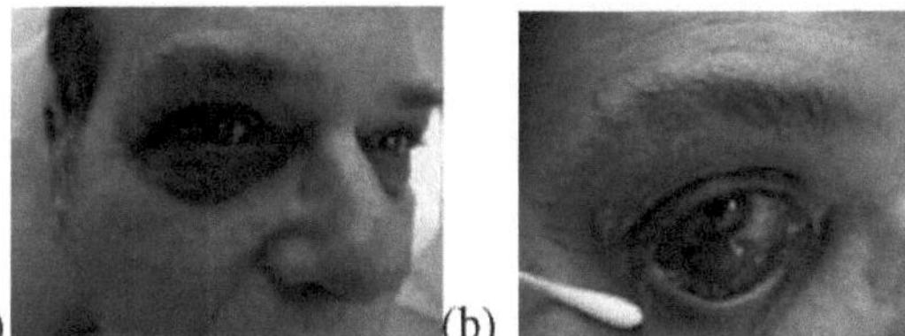

Figura 5.1: (a) Uma pápula de crescimento lento junto ao canto medial direito (b) vários tumores pedunculados de grandes dimensões no fórnix inferior.

5.2 CASO 2: CARCINOMA DE CÉLULAS ESCAMOSAS

Uma mulher de 94 anos tinha notado que a conjuntiva do seu olho direito estava hiperémica 10 meses antes. Suspeitou-se que ela tivesse um tumor conjuntival numa clínica privada 5 meses mais tarde, mas ela recusou-se a fazer mais exames devido à sua idade. Após um rápido aumento do tamanho da massa, foi encaminhada para o Hospital Universitário de Chiba, no Japão. No primeiro exame, as suas acuidades visuais eram de 30 cm OD e 0,8 OS. O exame com lâmpada de fenda mostrou uma grande massa de superfície irregular na conjuntiva nasal. A massa era tão grande que cobria a pupila do olho. Os movimentos oculares eram completos em ambos os olhos. A doente não tinha antecedentes, sintomas ou sinais de cancro sistémico. O exame citopatológico de uma biopsia de raspagem revelou um carcinoma de células escamosas bem diferenciado de classe IV. Como o tamanho do tumor era grande, foi realizado um exame de TC sistémico. O exame de TC mostrou um grande tumor que rodeava o apêndice e múltiplas legiões no fígado e nos pulmões. Não foram encontradas outras lesões orbitais no exame de TC. O tumor foi excisado e o doente recebeu gotas oculares de Mitomicina C a 0,04% 2 vezes/dia. O tumor foi quase completamente excisado (figura 5.2c) e a sua família ficou muito satisfeita com os resultados da operação. A doente recusou o tratamento do cancro sistémico primário devido à sua idade. A doente morreu de cancro sistémico primário um mês após a cirurgia (Mitamura, et al., 2011).

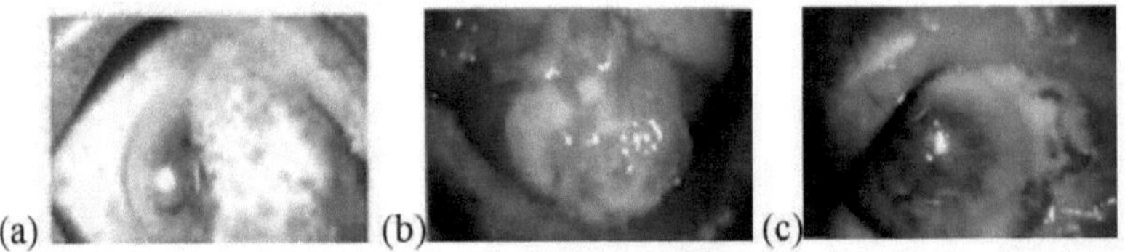

Figura 5.2: Tumor conjuntival - (a) & (b) Antes da excisão (c) Após a excisão

5.3 CASO 3: TUMOR/CANCRO OCULAR

Em janeiro de 2011, um pai reparou que o olho esquerdo do seu filho de 6 anos tinha mudado de posição, o que o levou a levar o rapaz a um hospital de serviços ópticos em Orlu. Revelou que o seu filho foi tratado nesse hospital durante algum tempo sem que a causa fosse diagnosticada. Revelou ainda que foram encaminhados para um egípcio que vive em Aba, no estado de Abia, que também ofereceu os seus próprios serviços, mas sem sucesso. Em busca de uma solução e de uma cura para o seu único filho

A doença do seu filho fez com que o navio ancorasse no Federal Medical Centre (FMC) e no General Hospital Umuguma, todos em Owerri, no estado de Imo, com várias semanas de visitas e tratamentos, mas nem a causa nem qualquer solução foram apresentadas. O rapaz foi encaminhado para um Eye Foundation Hospital em Ikeja Lagos, de onde foi encaminhado para o Lagos University Teaching Hospital (LUTH).

Foi no LUTH que a doença foi diagnosticada como sendo um tumor/cancro do olho, antes de ser encaminhado para o Hospital Universitário da Universidade da Nigéria (UNTH) em Enugu, por uma questão de acessibilidade, uma vez que os pais vivem no estado de Imo. Os tratamentos e a hemoterapia recebidos no UNTH mostraram sinais de melhoria durante duas semanas, mas o que se seguiu após essas duas semanas foi um crescimento rápido e chocante do tumor, que resultou na remoção do olho esquerdo danificado/infetado do rapaz numa operação cirúrgica. Esta operação parece ser novamente uma esperança, mas depois de duas semanas o tumor voltou a agravar-se para o que é mostrado na figura 5.3. Os médicos especialistas do University Teaching Hospital (UNTH) de Enugu aconselharam que a única opção para salvar a vida do rapaz era levá-lo para a Índia para uma operação cirúrgica que, segundo as estimativas, custaria pelo menos três milhões de nairas (N3m) e, até à data, ainda não foram pagos nem 10% do montante referido para a viagem apesar de os passaportes internacionais terem sido emitidos e entregues pelos Serviços de Imigração da Nigéria (NIS) num prazo recorde de 24 horas, a fim de contribuírem com a sua quota-parte para salvar a vida de um pobre rapaz inocente, cuja visão causará pena e compaixão até aos mais insensíveis e insensíveis. Mais tarde, morreu na sua cidade natal, Amaifeke, Orlu L.G.A., estado de Imo (Anónimo, 2014).

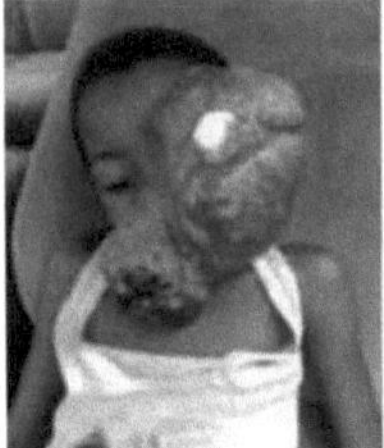
Figura 5.3: Tumor/cancro ocular

5.4 CASO 4: NEUROBLASTOMA ORBITAL PRIMÁRIO

Um rapaz de 5 anos foi trazido ao Serviço de Consulta Externa de um hospital com queixas de protrusão indolor e de progressão rápida do olho esquerdo desde há cinco meses, associada a perda de visão. A massa entre as pálpebras era vermelha e de aspeto firme e impedia a visão do globo ocular esquerdo (figura 5.4). O doente era fisicamente normal e não apresentava sinais de malformação congénita. Havia uma restrição grosseira do movimento da massa proptada em todas as posições do olhar. O simbléfaro estava presente. Não se observavam outros pormenores. As pálpebras estavam edemaciadas e com equimoses. A massa não era sensível e era globular. Era imóvel e não pulsátil. Não se expandia com a tosse ou o choro. O olho direito parecia normal. O hemograma completo, incluindo o quadro hematológico geral, a VHS, a urina e as fezes estavam dentro dos limites normais. A tomografia computorizada (TC) mostrou uma massa com densidade de tecidos moles na região retro-orbitária esquerda, medindo 3x2,7 cm, empurrando anteriormente o globo ocular esquerdo. O nervo ótico não podia ser separado e a lesão parecia estar aderente ao globo ocular. Não havia evidência de massa nos seios nasais, cavidades nasais ou cavidades intracranianas. Foi realizada uma ultrassonografia (USG) do globo ocular esquerdo utilizando alta frequência, que mostrou uma grande massa hipoecogénica. A avaliação médica subsequente, que incluiu radiografia do tórax, USG do abdómen, TAC de corpo inteiro e cintigrafia óssea, não revelou qualquer evidência de envolvimento sistémico ou metástases. O tumor foi diagnosticado como neuroblastoma orbital primário. A operação de exenteração orbital completa foi efectuada sob anestesia geral e o doente recebeu ainda 11 ciclos de quimioterapia e 36 Gy de EBRT local. Foi efectuado um tratamento adequado e o doente foi encaminhado para o departamento de oncologia pediátrica para tratamento posterior (Sofi, et al 2012).

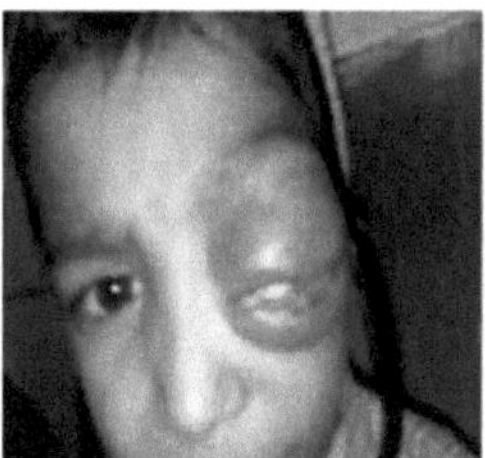

Figura 5.4: Neuroblastoma orbital primário

5.5 CASO 5: RABDOMIOSSARCOMA

Um rapaz de 15 anos teve o que ele pensava ser a sua primeira enxaqueca. O que ele e a sua família não sabiam era que tinha um monstro mortal e maligno a expandir-se rapidamente no seu interior e que, em breve, iria rebentar para fora do seu crânio, devastando o seu olho direito e desfigurando o seu rosto. A TAC revelou que o tumor estava a pressionar o cérebro. O sistema de saúde do Haiti, sobrecarregado, não podia oferecer grande ajuda. Os médicos associados a uma outra organização humanitária haitiana, o Projeto Medishare, sugeriram que ele fosse levado para a República Dominicana para receber tratamento paliativo e não curativo. Como todos acabariam por saber, o doente sofria de uma forma rara de cancro chamada rabdomiossarcoma. Embora o tumor tenha tendência para crescer (e potencialmente metastizar) muito rapidamente, também responde rapidamente a um tratamento agressivo, desde que o tratamento (no caso deste doente, quimioterapia, radiação e, em última análise, cirurgia) seja administrado suficientemente cedo. O doente necessitará, no mínimo, de três meses de quimioterapia potente de duas em duas semanas, seguidos de seis semanas de radiação diária (Dorfman, 2014). A esperança é que o tumor diminua o suficiente para ser extirpado cirurgicamente.

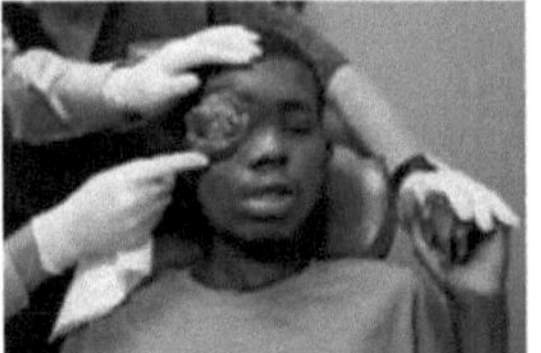

Figura 5.5: Rabdomiossarcoma

5.6 CASO 6: TUMOR MALIGNO DO OLHO

A criança haitiana foi hospitalizada em Port-au-Prince, no Haiti, com febre. Notou-se que um tumor estava a crescer no seu olho esquerdo. Foi diagnosticado como um tumor ocular maligno por um hospital no Haiti. Enquanto as autoridades tentavam obter passaportes e vistos de emergência para que ela e a mãe saíssem do país para serem operadas, ela morreu subitamente no hospital e a causa exacta da sua morte não pôde ser determinada (Anonymous, 2011).

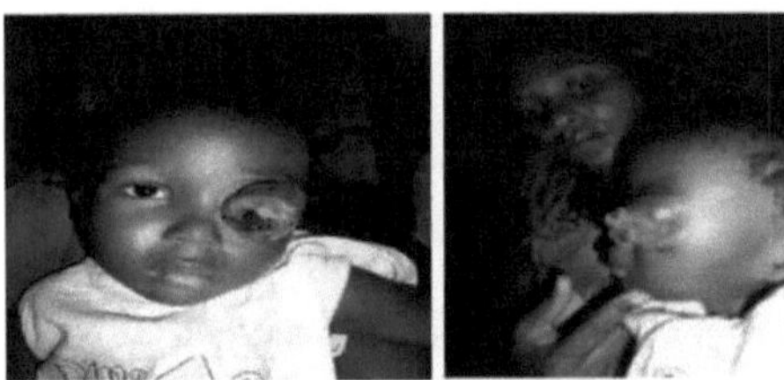

Figura 5.6: Tumor ocular maligno

5.7 CASO 7: NEUROFIBROMATOSE

Um homem de 51 anos de idade, de Portugal, tem um dos tumores faciais mais extremos jamais vistos na história da medicina. Desempregado, o doente é cego de um olho em consequência do tumor gigante e choroso que lhe consumiu as feições. Há anos que tem dificuldade em comer bem ou em realizar as tarefas quotidianas. O tumor tomou conta da sua boca e língua, inchando os lábios, torcendo as gengivas e partindo os dentes. O tumor profundo, com 15 cm de comprimento, que começou como uma marca de nascença quando ele tinha apenas 11 anos, foi desencadeado por anomalias nos seus capilares e veias. Começou a ficar muito maior quando ele atingiu os 16 anos e tem vindo a expandir-se desde então. Também sangra frequentemente e, na maioria das manhãs, a sua almofada está coberta de sangue da noite anterior.

"As crianças vêem-me e começam a chorar", murmura tristemente por detrás do crescimento monstruoso de 12 kg que lhe está a comer a cara. "A minha cara é feia, mas o meu coração não é", suplica. "Só quero que as pessoas percebam quem eu sou. Não gosto de falar muito porque estou sempre a pingar". Vive em Lisboa e passa a maior parte dos seus dias sentado numa das principais praças da cidade a ver o mundo passar. Muitos tiram fotografias com os telemóveis do homem conhecido localmente pela alcunha ofensiva de "Pele Manchada". E a sua aparência também fez dele uma "celebridade" improvável na zona. Depois da morte da mãe, há vários anos, a irmã mais nova, que tem uma filha de 9 anos, tornou-se a sua principal cuidadora. Ela equilibra a sua vida de cabeleireira com o facto de cuidar dele, encomendar-lhe a comida e estar de prevenção 24 horas por dia, 7 dias por semana. Recentemente, o paciente viajou para o Reino Unido para discutir a possibilidade de cirurgia para remover parte do tumor. Mas como a sua mãe era Testemunha de Jeová, ele recusou a operação porque a sua religião impede-o de receber transfusões de sangue. A irmã ficou furiosa e a teimosia do irmão levou-a a abandonar a sala de operações de um cirurgião. Os médicos de Londres arranjaram um plano para remover partes do tumor, pouco a pouco, sem transfusão. E, após dias de incerteza, acabou por aceitar submeter-se à cirurgia depois de regressar a Portugal para refletir sobre o assunto. Espera-se que regresse em breve ao Reino Unido quando for marcada a data da operação que transformará o seu rosto - e a sua vida - para sempre (Anónimo, 2010).

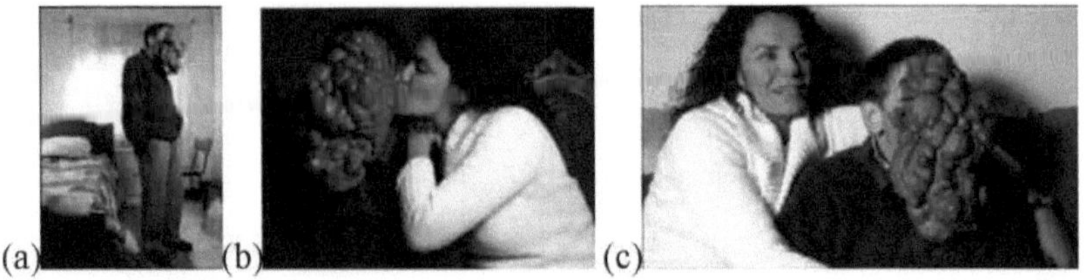

Figura 5.7: (a) Doente com neurofibromatose (b) e (c) com a sua irmã

5.8 CASO 8: NEUROFIBROMATOSE

Um homem chinês, com um tumor facial gigante, era conhecido como o homem-tumor. Acredita-se que ele tenha o pior caso de neurofibromatose do mundo, uma doença que afecta o crescimento de tumores. Aos quatro anos de idade, sofria de uma doença genética rara chamada neurofibromatose, que lhe obscurecia o aspeto exterior e lhe deformava a coluna vertebral. O seu rosto e a sua cabeça incharam quando era criança e, segundo um vizinho, a sua mãe disse que ele deveria ser um funcionário do governo quando crescesse, porque a sua cabeça era tão grande. Os tumores que cresciam no seu rosto causavam-lhe problemas de audição, de fala e até de alimentação. À medida que envelhecia, os tumores aumentaram de tamanho e rapidamente arrancaram-lhe os dentes, esmagaram-lhe a orelha esquerda até ficar pendurada ao nível do ombro, taparam-lhe o olho esquerdo e deformaram-lhe também os ossos. Os tumores causam-lhe dores físicas constantes e atrasaram o seu crescimento. O doente, oriundo da província de Hunan, na China, foi submetido a várias operações no passado para remover os tumores da cara que, a certa altura, chegaram a pesar 15 kg (Anónimo, 2010).

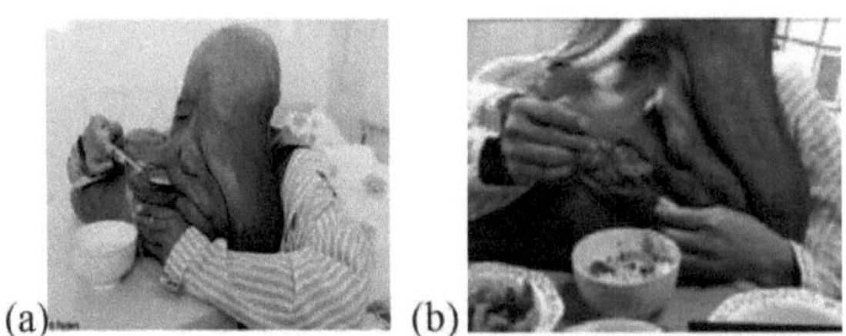

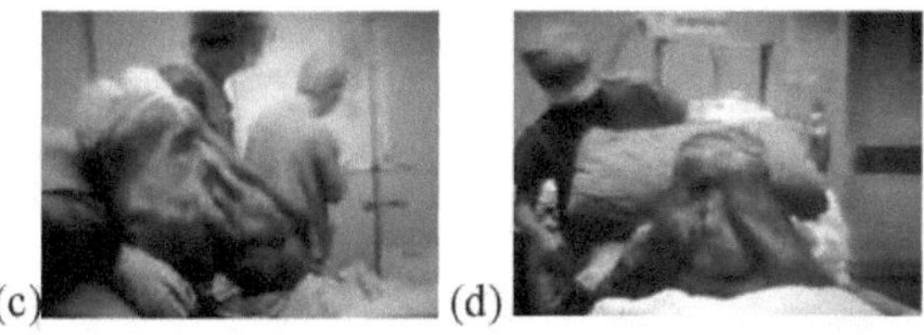

Figura 5.8: (a) e (b) Fotografias do doente com neurofibromatose (c) e (d) submetido a cirurgia

CAPÍTULO 6

CONCLUSÃO

Os tumores oculares podem ser benignos ou malignos; melanocíticos ou não melanocíticos. Os tumores conjuntivais benignos, como o naevus conjuntival, são o tumor conjuntival melanocítico mais comum. Apresenta-se normalmente na puberdade ou no início da vida adulta. Os tumores oculares malignos podem progredir e levar à morte.

A exposição prolongada à radiação ultravioleta do sol, a exposição à radiação e a produtos químicos tóxicos e os genes hereditários são as causas mais comuns de tumores oculares.

A deteção precoce e os controlos regulares para monitorizar a progressão de um tumor benigno são importantes para evitar a sua transformação num caso maligno. Os procedimentos de tratamento cirúrgico, como a radioterapia, podem não destruircompletamente as células tumorais e podem ocorrer recidivas após a excisão. A quimioterapia com gotas tópicas para os olhos é útil no tratamento de todas as áreas afectadas.

RECOMENDAÇÕES

Os doentes com tumores benignos são aconselhados a visitar regularmente a clínica oftalmológica para monitorizar qualquer possível progressão do tumor.

Deveriam ser criados em todo o país centros de diagnóstico com laboratórios totalmente equipados para a realização de biópsias excisionais, a fim de permitir um diagnóstico adequado do tipo de tumor existente.

É necessário um financiamento adequado por parte das agências governamentais e não governamentais para um diagnóstico e tratamento adequados dos tumores da conjuntiva.

Deve ser encorajada a continuação da investigação no sentido de procedimentos de tratamento adequados e de uma compreensão correta das causas. Devem ser frequentemente organizados programasde educação e esclarecimento do público, especialmente nas zonas rurais, para educar corretamente as pessoas sobre os perigos dos tumores oculares.

REFERÊNCIAS

Agarwal, S., Agarwal, A., Apple, P.J., Buratto, L. Alio, J.L, Pandey, S.K. e Agarwal, A. (2002). Textbook of Ophthalmology. 1st ed. Nova Deli: Jaypee Brothers Medical Publishers.

Aitken, C., Hagerstrom, V. e Jalen Russell, J. (2013). Retinoblatoma. Disponível em: http://en.wikipedia.org/wiki/Retinoblastoma, Retrieved 2nd August 2014.

Akpe, B.A., Omoti, A.E. e Iyasee, E.T. (2009). Histopatologia de amostras de tumores oculares na cidade de Benin, Nigéria. Journal of Ophthalmic and Vision Research, 4(4): 232-237.

Anónimo, (2010). Neurofibromatose. Tumor facial. Disponível em: www.bert-firebert.blogspot.com Retrieved 2nd August 2014.

Anónimo, (2011). O rosto esquecido do Haiti, a criança haitiana precisa da sua ajuda. Disponível em: www.Dailykos.com Retrieved 2nd August 2014.

Anónimo, (2014). Quem vai salvar Chibuike por N3M. Imo Trumpeta. Disponível em: www.imotrumpeta.com Retrieved 2nd August 2014.

Barbazetto, I.A., Lee, T.C. e Abramson, D.H. (2004). Tratamento do carcinoma de células escamosas com terapia fotodinâmica. American Journal of Ophthalmology, 138(2): 183-189.

Ben-Simon, G.C., Schwartz, R.M., Douglas, R. e Goldberg, R.A. (2005). Orbital exenteration: one size does not fit all. American Journal of Ophthalmology, 139:11-17.

Brownstein, S., Faraji, H., Jackson, W.B. e Font, R.I. (2006). Melanoma conjuntival em crianças: Um estudo clinicopatológico de 2 casos. Archives of Ophthalmology, 124: 1190-1193.

Catania, L.J. (1998). Primary Care of the Anterior Segment. 2nd ed. Stamford: Appleton and Lange.

Coussens, L.M. e Werb, Z. (2002). Inflammation and cancer (Inflamação e cancro). Nature, 420:860.

Dorfman, S. (2014). Médicos do sul da Flórida ajudam menino haitiano a combater o câncer de olho. *The Palm Beach Post,* Disponível em: www.palmbeachpost.com Retrieved 2nd August 2014.

Finger P.T. (2008). Interferão Alfa tópico no tratamento do melanoma conjuntival e do complexo de melanose adquirida primária. *American Journal of Ophthalmology*, 145(1): 124-129.

Finger, P.T. (1993). Topical chemotherapy for conjunctival melanoma. *British Journal of Ophthalmology*, 77: 751-753.

Finger, P.T. (2005). Sondas de crioterapia "Finger-tip"; tratamento da neoplasia conjuntival escamosa e melanocítica. British Journal of Ophthalmology, 89: 942-949.

Finger, P.T. (2006). Quimioterapia tópica com mitomicina para neoplasia maligna da conjuntiva e da córnea. British Journal of Ophthalmology, 90: 807-809.

Fukuhara, J., Kase, S., Noda, A., Ishijama, K., Yamamoto, T. e Ishida. (2012). Linfoma conjuntival decorrente de hiperplasia linfoide reactiva. Jornal Mundial de Oncologia Cirúrgica, 10:194.

Ghayoor, I., Asad, J., Ghazala, T. e Fariha, Z. (2013). Leiomioma conjuntival "Um relato de caso". Jornal de Oftalmologia do Paquistão, 29(3): 177-179.

Goldberg, R.A., Kim, J.W. e Shor, N. (2003). Exenteração orbital: Resultados de uma abordagem individualizada. Plastic Reconstruction Surgery, 19(3): 229-236.

Hanahan, D. e Weinberg, R.A. (2000). The hallmarks of cancer. Cell, 100: 57.

Houghton, A.N. e Polsky, D. (2002). Focus on melanoma. Cancer Cell, 2: 275.

Jereb, B., Lee, H. e Kutcher, J. (2004). Radioterapia de tumores linfóides conjuntivais e orbitais. International Journal of Radiation Oncology, 10(7): 1013-1019.

Kanski, J.J. (1998). Clinical Ophthalmology. 3rd ed. Oxford: Butterworth- Heinemann.

Kanski, J.J. e Bowling, B. (2011). Clinical Ophthalmology. 7th ed. Oxford: Butterworth-Heinemann.

Khurana A.K. (2005). Ophthalmology. 3rd ed. Nova Deli: New Age international limited publishers.

Kumar, K., Abbas, A.K. e Fausto, N. (2008). Robbins e Coltran Pathologic Basis of Disease. 7th ed. Saunders Elsevier.

Litak, J., Dimitropoulos, V.A., Brown, C.W. e Grostern, R.J. (2012). Papiloma Conjuntival. Cutis, 89: 38-40.

Mandal, A. (2012). Notícias Médicas. Disponível em: www.news- medical.net/health/causes-of-eye-cancer.aspx Retrieved 2nd August 2014.

Mitamura, H., Oshitari, T., Kimoto, R., Yotsukura, J. e Asanagi, K. (2011). Um caso de carcinoma de células escamosas da conjuntiva como sinal inicial de cancro sistémico. Case Reports in Ophthalmological Medicine, 2011(10): 723-725.

Moloney, T.P., Trinh, T. e Farrah, J.J. (2014). Um caso de carcinoma mucoepidermóide conjuntival na Austrália. Clinical Ophthalmolgy, 8: 11-14.

Murray, T.G. (2012). Tratamento dos cancros oculares. Ocular oncology, Disponível em: www.eyecancermd.org/treatment.html Retrieved 26 April 2014.

Ogun, G.O., Ogun, O.A., Bekibele, C.O. e Akang, E.E. (2009). Neoplasias escamosas intraepiteliais e invasivas da conjuntiva em Ibadan, Nigéria: um estudo clinicopatológico de 46 casos. International Ophthalmology, 29(5): 401-409.

Ogun, O.A., Ogun, G.O., Bekibele, C.O. e Akang, E.E. (2012). Papilomas escamosos da conjuntiva: Um estudo clinicopatológico retrospetivo. Jornal Nigeriano de Prática Clínica, 15(1): 89-92.

Raghavan, T. (2005). Cancro: Principles and Practice of Oncology. 7th ed. Lippincott Williams and Wilkins.

Rao, A.C. e Nayal, B. (2013). Mixoma conjuntival: Um relato de caso. Jornal Malaio de Ciências Médicas, 20(1): 92-94.

Shields, C.L. e Shields, J.A. (2004). Tumores da conjuntiva e da córnea. Survey of Ophthalmology, 49(1): 3-24.

Shields, J.A., Mashayeki, A. e Shields, C.L. (2011). Tumores vasculares da conjuntiva em 140 casos. Ophthalmology, 118(9): 1747-1753.

Shin, K., Hwang, J. e Kwon, J. (2013). Fotoablação a laser de argônio de naevus conjuntival superficial: resultados de um estudo de três anos. American Journal of Ophthalmology, 155(5): 823-828.

Sofi, R.A., Khanday, S.B., Keng, M.Q., Wani, J.S., Goel, A. e Shafi, T.A. (2012). Caso de neuroblastoma orbital primário. Revista Internacional de Relatos de Casos e Imagens, 3(3):16-18.

Spalton, D.J., Hutchings, R.A. e Hunter, P.A. (2006). Atlas de Oftalmologia Clínica. Espanha: Mosby Elsevier.

Associação Médica Britânica, (2002). Dicionário Médico Ilustrado. 1st ed. London: Dorling Kindersley Limited.

Tylers, A.G. (2006). Exenteração orbital para tumores cutâneos invasivos. Eye, 20, 1165-1170.

Willis, R.A. (2002). The spread of tumors in the human body (A disseminação de tumores no corpo humano). Londres: Butterworth and Company.

Yousef, Y.A. e Finger, P.T. (2012). Carcinoma escamoso e displasia da conjuntiva e da córnea. Ophthalmology, 119: 233-240.

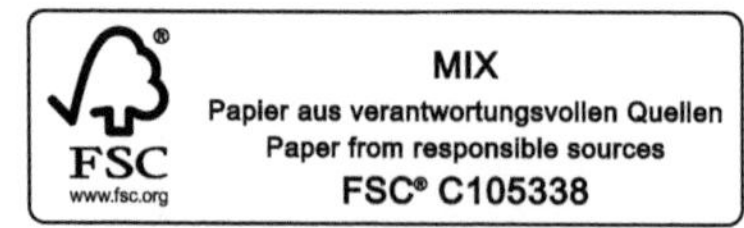

Printed by Books on Demand GmbH, Norderstedt / Germany